T0224365

K. M. PETERS ▮ D. P. KÖNIG ▮ (HRSG.) ▮ **Fortbildung Osteologie 1**

KLAUS M. PETERS   DIETMAR P. KÖNIG   (Hrsg.)

Fortbildung
OSTEOLOGIE 1

MIT 54 ABBILDUNGEN IN 72 EINZELDARSTELLUNGEN
UND 25 TABELLEN

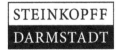

STEINKOPFF
DARMSTADT

Prof. Dr. med. KLAUS M. PETERS
Rhein-Sieg-Klinik, Abteilung für Orthopädie und Osteologie
Höhenstraße 30, 51588 Nümbrecht

Priv.-Doz. Dr. med. DIETMAR P. KÖNIG
Klinik und Poliklinik für Orthopädie der Universität zu Köln
Joseph-Stelzmann-Straße 24, 50931 Köln

ISBN 3-7985-1601-4 Steinkopff Verlag, Darmstadt

Bibliografische Information Der Deutschen Bibliothek
Die Deutsche Bibliothek verzeichnet diese Publikation in der Deutschen Nationalbibliografie;
detaillierte bibliografische Daten sind im Internet über <http://dnb.ddb.de> abrufbar.

Steinkopff Verlag Darmstadt
ein Unternehmen von Springer Science+Business Media

www.steinkopff.springer.de

© Steinkopff Verlag Darmstadt 2006
   Printed in Germany

Herstellung: K. Schwind
Umschlaggestaltung: Erich Kirchner, Heidelberg unter Verwendung des Kupferstichs ‚Squelette de l'Hercule Farnese‘,
Paris 1755 und der Zeichnung ‚Wirbelsturm‘ (Ausschnitt), Cavola God, 2005 (Sammlung G. Volkert)
Satz: K + V Fotosatz GmbH, Beerfelden

SPIN 11610717   105/7231-5 4 3 2 1 0 – Gedruckt auf säurefreiem Papier

▌Vorwort

Nach einem langen Dornröschenschlaf ist das Interesse an der Osteologie der Orthopäden wieder erwacht. Zunächst wurde die Orthopädische Gesellschaft für Osteologie (OGO) gegründet. 1999 konstituierte sich die Sektion Osteologie der DGOOC und des BVO. Schon bald führten beide Gesellschaften regelmäßige Fortbildungsveranstaltungen durch. Nach der Veröffentlichung der Leitlinien für die Osteoporose durch den Dachverband Osteologie und der Schaffung des Osteologen DVO entstand sogar ein „Osteologie-Boom". Zwischen November 2002 und Juni 2005 wurden an mehr als 10 Kursorten über 1800 osteologisch interessierte Fachärzte weitergebildet. Für diese zertifizierten Kollegen besteht die Auflage, sich auch in Zukunft regelmäßig osteologisch fortzubilden und sich zu rezertifizieren. Für die verantwortlichen Gesellschaften ist damit die Verpflichtung gegeben, entsprechende Fortbildungsmöglichkeiten zu schaffen oder auszuweisen. Dies können Veranstaltungen, zertifizierte Fortbildungsbeiträge in Fachzeitschriften, im Internet oder aber auch das bewährte Fachbuch sein.

Auf der Basis der regelmäßig stattfindenden Seminare der Sektion Osteologie wurde deshalb die Buchreihe „Fortbildung Osteologie" konzipiert, die den Spagat wagt, zum einen osteologische Krankheitsgruppen, wie z.B. Knochentumoren oder -entzündungen, übersichtlich und kurzgefasst darzustellen, zum anderen aber auch neueste Ergebnisse aus der osteologischen Forschung verständlich und interessant zu präsentieren.

Die Fortbildungsreihe soll helfen, das große Interesse am gesunden und erkrankten Knochen zu erhalten und die Dunkelziffer nicht oder spät diagnostizierter osteologischer Erkrankungen, allen voran der Osteoporose, weiter zu senken.

Dass Band 1 der Fortbildungsreihe pünktlich zum Kongress Osteologie 2006 erscheinen wird, der vom 8.–11. März 2006 in Köln erstmals federführend von der OGO veranstaltet wird, erfreut die Herausgeber besonders.

Nümbrecht und Köln, im Januar 2006   KLAUS M. PETERS
                                                        DIETMAR PIERRE KÖNIG

Inhaltsverzeichnis

3 Heterotope Ossifikationen und Verkalkungen

4 Knocheninfektionen

Autorenverzeichnis

Priv.-Doz. Dr. med. THOMAS BARTHEL
Orthopädische Universitätsklinik
König-Ludwig-Haus
Brettreich-Strasse 11
97074 Würzburg

Dr. med. PETER BASTIAN
Urologische Abteilung
St. Josef-Hospital
Hospitalstrasse 45
53840 Troisdorf

Dr. med. CHRISTOPH BERTRAM
Klinik und Poliklinik für Orthopädie
der Universität zu Köln
Joseph-Stelzmann-Strasse 24
50931 Köln

Dr. med. FRANK BRAATZ
Stiftung Orthopädische Universitätsklinik
Heidelberg
Abteilung Orthopädie II
Schlierbacher Landstrasse 200 A
69118 Heidelberg

Dr. med. KARL-STEFAN DELANK
Klinik und Poliklinik für Orthopädie
der Universität zu Köln
Joseph-Stelzmann-Strasse 24
50931 Köln

Dr. rer. nat. REGINA EBERT
Orthopädisches Zentrum
für Muskuloskelettale Forschung
Orthopädische Universitätsklinik
König-Ludwig-Haus
Brettreich-Strasse 11
97074 Würzburg

Professor Dr. med. PEER EYSEL
Klinik und Poliklinik für Orthopädie
der Universität zu Köln
Joseph-Stelzmann-Strasse 24
50931 Köln

Priv.-Doz. Dr. med. SEBASTIAN FÜRDERER
Wirbelsäulen- und Gelenkzentrum Trier
Kutzbachstrasse 7
54290 Trier

Prof. Dr. med. FRANZ JAKOB
Orthopädisches Zentrum
für Muskuloskelettale Forschung
Orthopädische Universitätsklinik
König-Ludwig-Haus
Brettreich-Strasse 11
97074 Würzburg

Dr. med. THOMAS KAUSCH
Orthopädische Klinik
Fachklinik KurKöln
Landgrafenstrasse 32 – 38
53474 Bad Neuenahr-Ahrweiler

Prof. Dr. med. FRANZ WALTER KOCH
Orthopädische Abteilung
St. Josef-Hospital
Hospitalstrasse 45
53840 Troisdorf

Priv.-Doz. Dr. med. DIETMAR P. KÖNIG
Klinik und Poliklinik für Orthopädie
der Universität zu Köln
Joseph-Stelzmann-Strasse 24
50931 Köln

Dr. med. JOERN W. P. MICHAEL
Klinik und Poliklinik für Orthopädie
der Universität zu Köln
Joseph-Stelzmann-Strasse 24
50931 Köln

Prof. Dr. med. BARBARA M. OBERMAYER-
PIETSCH
Klinische Abteilung für
Endokrinologie & Nuklearmedizin
Universitätsklinikum Graz
Auenbruggerplatz 15
A-8036 Graz

Prof. Dr. med. KLAUS M. PETERS
Rhein-Sieg-Klinik
Abteilung für Orthopädie und Osteologie
Höhenstrasse 30
51588 Nümbrecht

Priv.-Doz. Dr. med. FRANK POPKEN
Klinik und Poliklinik für Orthopädie
der Universität zu Köln
Joseph-Stelzmann-Strasse 24
50931 Köln

Priv.-Doz. Dr. med. CHRISTOF P. RADER
Klinik für Orthopädie und Unfallchirurgie
St. Franziskus-Hospital
Schönsteinstrasse 63
50528 Köln

Priv.-Doz. Dr. med. MATTHIAS SEIDEL
Medizinische Universitäts-Poliklinik
Rheinische Friedrich-Wilhelms-Universität
Wilhelmstrasse 35–37
53111 Bonn

MARKUS SCHNEPPENHEIM
Orthopädische Universitätsklinik Bochum
am St. Anna-Hospital
Hospitalstrasse 19
44649 Herne

Dr. med. GUIDO WINNEKENDONK
Institut für diagnostische und interventionelle
Radiologie und Nuklearmedizin
Klinik der Ruhr-Universität Bochum
Marienhospital Herne
Hölkeskampring 40
44625 Herne

1 Osteolysen und Metastasen

Genetik des Knochenstoffwechsels

B. M. Obermayer-Pietsch

Grundlagen

Die Grundlagen erblicher Merkmale von Skelett und Knochenstoffwechsel sind schon seit langer Zeit Gegenstand von allgemeinem Interesse und intensiver Forschungstätigkeit. Seit antiken Beschreibungen familiärer Eigenschaften von Körpergröße und Knochenfestigkeit u. a. durch Herodot haben es neue molekularbiologische Methoden ermöglicht, die hereditären Determinanten des Skelettsystems näher zu erfassen.

Zu den erblich beeinflussten skelettären Merkmalen zählen u. a. Knochendichte und Knochenmasse, die als wesentliche Prädiktoren für Knochenfrakturen seit der Einführung der Knochendichtemessung (Osteodensitometrie) gut quantifizierbar sind. Andere Eigenschaften des Skeletts, die ebenfalls für die Frakturgefährdung wesentlich sind, wie etwa die Geometrie der Knochenstruktur oder Ultraschalleigenschaften des Knochens, sind ebenfalls in hohem Maße erblich vorgegeben. Größe und Körpergewicht und der damit gekoppelte Body-Mass-Index (BMI) hängen in einem nicht unbeträchtlichen Ausmaß ebenfalls von erblichen Faktoren ab. Aber auch biochemische Marker des Knochenstoffwechsels sind bereits in zahlreichen Arbeiten als Komponenten eines hereditären Einflusses beschrieben worden.

Als extraskelettäre – und nicht zu vernachlässigende – hereditäre Komponenten von Frakturen und Skelettveränderungen, die nur teilweise von Umgebungsfaktoren abhängen, sind Muskelkraft, Fallneigung und bei Frauen das Alter bei der Menarche und Menopause beschrieben worden.

Unter „Heretabilität" versteht man in diesem Zusammenhang das Maß der Übereinstimmung von genetisch determinierten Parametern, wie z. B. der Knochendichte, zwischen zwei Generationen. Die maximale Heretabilität h² (auch abhängig von Umwelt, Geschlecht und Alter) beträgt bei Knochendichtemessungen 0.84; das bedeutet, dass etwa 84% der Knochenmasse erblich vorgegeben sind. Die restlichen 20–30% werden durch Umweltfaktoren wie Ernährung und Bewegung modifiziert. Abhängig vom Messort kann diese Heretabilität variieren und ergibt als interfamiliäre Korrelation (h²/2) etwa 0,35 oder 35% an der Lendenwirbelsäule und etwa 0,8 oder 80% bei Gesamtkörpermessungen. Diese Übereinstimmung war in eigenen Untersuchungen an 350 Mutter-Tochter-Paaren wachstumsabhängig und geschlechtsspezifisch sowie abhängig vom Messort. Klinisch war auch die Frakturhäufigkeit bereits bei prämenopausalen Frauen signifikant höher, wenn deren Mütter bereits eine oder mehrere osteoporotische Frakturen aufwiesen. Die Kenntnis dieser hereditären Beeinflussung erfordert also in der klinischen Tätigkeit ein genaues Erheben der Familienanamnese, wenn nicht schon die Patienten selbst auf solche Bezüge näher eingehen.

Methoden

Um genetisch determinierte Erkrankungen wie etwa die Osteoporose molekularbiologisch zu charakterisieren, gibt es mehrere methodische Zugangswege. Ein Ansatz war in der Vergangenheit u. a. die Analyse von Gewebs- und Zellfunktionen mittels biochemischer Methoden. Aus den veränderten biochemischen Komponenten konnte dann auf die eigentliche genetische molekulare Ursache, etwa bei der Osteogenesis imperfecta einem Defekt in der Kollagenstruktur, geschlossen werden.

Ein weiterer methodischer Ansatz ist durch neue Entwicklungen auf dem Gebiet der Molekularbiologie und die zunehmende Vervollständigung unseres Wissens vom menschlichen Genom im Rahmen des Human-Genome-Project (HUGO) möglich geworden. Dabei wurden genomweite Untersuchungen von Genorten für Knochenerkrankungen begonnen, die über Satellitenmarker (QTL – quantitative trait loci, Mikrosatelliten) analysiert werden und gelegentlich überraschende Ergebnisse bringen können. Dazu zählt etwa die Entdeckung des Lipoproteinrezeptor-5-Gens im Jahr 2002, das, obwohl nicht von vornherein dem Knochenstoffwechsel zugerechnet, einen großen Einfluss auf die Signaltransduktion im Knochengewebe und die Ausprägung von hoher oder niedriger Knochendichte hat (s. u.).

Unter Verwendung beider Ansätze, sowohl der biochemisch-pathophysiologischen Kenntnisse des Knochenstoffwechsels als auch einer genaueren Kenntnis der Position und Funktion von Genen im menschlichen Erbgut, werden zur Zeit auch zahlreiche Analysen von „Kandidatengenen" durchgeführt, die den Einfluss bereits bekannter Gene des Knochenstoffwechsels auf Osteoporose und andere Knochenerkrankungen zum Gegenstand haben.

Wesentliche Grundbegriffe aus der Molekularbiologie sind für das Verständnis dieser molekulargenetischen Zugänge unerlässlich. Das DNA-Molekül selbst ist Grundbestandteil der Erbinformation und ist im Zellkern lokalisiert, es gibt aber auch kodierende Regionen in den Mitochondrien der Zellen. Festgelegt ist die genetische Information in einer Abfolge der Kernbasen Adenin, Guanin, Cytosin und Thymin (A, G, C, T) und dem damit grundgelegten genetischen Code, der sich aus Dreierkombinationen (Basentripletts) für jeweils spezifische Aminosäuren ableiten lässt. Viele Transformationsvorgänge nach Übersetzung des genetischen Codes von der DNA in Proteine und weitere Regulationsmechanismen innerhalb der Zellen können diese Vorgänge steuern. Die wissenschaftliche Erfassung von genetisch determinierten Knochenstoffwechselveränderungen muss daher mit vielen verschiedenen Ebenen und komplexen Einflussfaktoren rechnen.

Änderungen der Erbinformation werden als Mutationen bezeichnet, wobei im deutschen Sprachgebrauch „Mutationen" eher als krankheitsauslösend bzw. negativ und „Polymorphismen" als normale Varianten der genetischen Information in der Bevölkerung mit einer Häufigkeit von über 1% angesehen werden. Einzelne Basenveränderungen in der DNA-Sequenz werden als SNP (single nucleotid polymorphisms) bezeichnet. Diese Sequenzvariationen können je nach ihrer Lage in einem Genabschnitt entweder keine Veränderungen in den kodierten Proteinen (neutrale Polymorphismen), eine geringfügige Änderung (konservative Polymorphismen) oder aber völlig neue Transkriptionsprodukte hervorbringen (funktionelle Polymorphismen). Polymorphismen kommen nach Schätzungen ca. alle 2000 Basenpaare vor, sind also sehr häufig. Damit erklärt sich auch die enorme Variabilität erblicher Informationen.

Beispiele

Wie schon erwähnt, sind bereits zahlreiche Genorte mit Veränderungen des Knochenstoffwechsels in Verbindung gebracht worden. Bisher wurden über alle Teile des Genoms verteilt wichtige Genabschnitte identifiziert, so u.a. an den Chromosomen 1q21–23, 1p36, 2p21, 2p23–24, 3q34, 4q32–34, 5q33–35, 6p11–12, 11q12–13, 13q, 17 und 19. Dies können auch Genorte sein, deren funktionelle Bedeutung noch nicht restlos geklärt ist.

▌ Gene für erhöhte Knochenmasse

Als Beispiel für Gene für eine hohe Knochenmasse ist schon das Lipoproteinrezeptor-5-Gen erwähnt worden. Seine Entdeckungsgeschichte ist symptomatisch für die sowohl vom Zufall, wie auch von systematischer und aufreibender Suche geprägte Forschung nach Knochenstoffwechselgenen. Nach einem schweren Autounfall hatte eine US-amerikanische Krankenschwester eine Knochendichteuntersuchung, bei der eine überaus hohe Knochendichte gemessen wurde. Es stellte sich heraus, dass weder sie noch irgendein Mitglied ihrer Familie jemals einen Knochenbruch erlitten hatten und viele ihrer Verwandten bei völlig normalem äußerem Erscheinungsbild um bis zu sechsfach erhöhte Knochendichtewerte (Phänotyp, d.h. Auswirkung von Genen auf die körperliche Umsetzung einer Anlage) im Vergleich zur Allgemeinbevölkerung aufwiesen. Die Familie wurde genauestens untersucht, und eine Mikrosatellitenanalyse der DNA-Sequenzen (linkage analyse) ergab hohe Übereinstimmungswerte zwischen dem Phänotyp und einem Genort am Chromosom 11q12–13. An dieser Stelle wurde die Gensequenz des Lipoproteinrezeptor-5-Gens gefunden, das einen Bestandteil in der wnt-Signaltransduktionskaskade kodiert und wichtig für zelluläre Wachstumsmechanismen ist, obwohl der Lipoproteinstoffwechsel auf den ersten Blick nichts mit dem Knochenstoffwechsel zu tun hat. Eine funktionsfördernde Mutation führte in der genannten Familie zu ungewöhnlich hohen Knochendichtewerten, die sowohl für die Grundlagenforschung als auch für eine eventuelle therapeutische Anwendung in Zukunft sehr interessant ist. Im Gegenzug verursachen funktionsmindernde Mutationen in diesem Gen aus dem gleichen Hintergrund schwere systemische Knochendichteverminderungen wie etwa beim Osteoporose-Pseudogliom-Syndrom, dessen Ursache damit ebenfalls durchleuchtet wurde.

▎ Gene für verminderte Knochenmasse

Ein Überblick über die am Knochenstoffwechsel beteiligten Gene lässt zahlreiche sehr unterschiedliche Funktionsbereiche erkennen, die untereinander durch komplexe Einflüsse verbunden sind (Tab. 1.1).

Bei der systematischen Suche nach funktionellen Mutationen in diesen Genen sind viele wichtige Entdeckungen gemacht worden.

Eine australische Arbeitsgruppe um Nigel A. Morrison publizierte 1994 Polymorphismen am Vitamin-D-Rezeptor-(VDR-)Gen in Assoziation zur Knochendichte als erste definierte „genetische Marker". In einem Intron des VDR am 3'-Ende fanden sich Punktmutationen mit Schnittstellen für die Enzyme BsmI, ApaI und TaqI, nach denen die „Genotypen" (definierte DNA-Abschnitte mit je einem Allel von Mutter und Vater) benannt sind: BBAATT, BbAaTt etc., wobei ein Groß- bzw. Kleinbuchstabe für eine vorhandene bzw. fehlende Schnittstelle und damit für die Charakterisierung der DNA-Mutation steht. BB-Genotypen wa-

Tabelle 1.1. Am Knochenstoffwechsel beteiligte Substanzgruppen

▎ Adhäsionsmoleküle/-Liganden, z. B. Integrine u. a.
▎ Knochenmatrixproteine – kollagene – nichtkollagene
▎ Kalziotrope Hormone – Calcitonin/-Rezeptor – Vitamin D/-Rezeptor – PTH/-Rezeptor – Calcium-sensing-Rezeptor
▎ Zytokine, Wachstumsfaktoren/-Rezeptoren, z. B. IL-6, IL-1, IGF-I u. a.
▎ Enzyme (Aromatasen, Metalloproteinasen, Lactase Hydrolase u. a.)
▎ Gonadenhormone/-Rezeptoren (Östrogen, Androgen u. a.)

ren mit der niedrigsten Knochendichte und den höchsten Osteocalcinspiegeln assoziiert. Es folgte die Entdeckung polymorpher Regionen am 5'-Ende, dem Translationsstart des Vitamin-D-Rezeptor-Gens, wo FokI-Polymorphismen unterschiedlich lange VDR-Proteine entstehen lassen und ebenfalls mit Knochendichte und Calciumstoffwechsel assoziiert sind.

Eine Flut von weiteren Untersuchungen war die Folge, die teilweise sehr widersprüchliche Ergebnisse lieferten. Einflüsse auf die Knochenspitzenmasse, die postmenopausale Knochenabbaugeschwindigkeit, die Calciumresorption und Unterschiede des Manifestationsorts am Knochen sowie bei Männern und Frauen und in verschiedenen Wachstumsphasen wurden diskutiert. Insgesamt erscheint der Einfluss auch aufgrund eigener Daten signifikant, wenn auch nicht so deutlich wie anfangs vermutet, sofern nicht Sekundärerkrankungen zusätzlich in den Vitamin-D-Stoffwechsel eingreifen.

In anderen Steroidrezeptorgenen, z. B. dem Östrogenrezeptor-(ER-)Gen, sind ebenfalls Polymorphismen in Assoziation zur Knochendichte gefunden worden. Diese Genorte befinden sich in einem an sich nicht kodierenden Abschnitt (Intron) in der Nähe der Promotorenregion (Steuerungsregion) des Östrogenrezeptorgens und stehen offensichtlich mit TA-Repeats (vielfache Wiederholungen der Basen Thymin und Adenin) am Beginn der Ablesezone für das Rezeptorprotein in Verbindung. Hier waren es Allele mit/ohne XbaI und PvuII-Restriktionsstellen (Genotypen XXPP, XxPp etc.), die eine hohe Korrelation zu niedrigen Knochendichtewerten aufwiesen. Aufgrund eigener Untersuchungen an Hochrisikopatienten aus Alters- und Pflegeheimen scheint sowohl die Gefahr einer Knochenfraktur als auch das Alter bei der Fraktur entscheidend von diesen Veränderungen im Östrogenrezeptor geprägt zu sein. Polymorphe Regionen am Androgenrezeptor und an anderen Steroidrezeptoren werden u. a. auch in Hinblick auf pharmakogenetische Aspekte derzeit untersucht.

Ein wichtiger Aspekt des Knochenstoffwechsels ist das Kollagen, das ca. 90% der proteinen Knochenmatrix darstellt. Hier wurden seit etwa 1998 Polymorphismen im Kollagen-I-α1-Gen beschrieben (Sp1-Polymorphismen), die signifikant mit der Frakturhäufigkeit und funktionellen Unterschieden in der Proteinsynthese verbunden waren. Eine Metaanalyse der bisher vorliegenden Daten zeigte einen eindeutigen Zusammenhang mit einer erhöhten Knochenbrüchigkeit bei Vorliegen eines s-Allels, wobei ein homozygoter Genotyp (beide elterlichen Genabschnitte tragen einen s-Genort) mit etwa 4% in der Allgemeinbevölkerung sehr selten ist. Ein Genotyp SS scheint in diesem Zusammenhang einen knochenprotektiven Effekt auszuüben, ist aber in jedem Fall in Zusammenhang mit weiteren genetischen und klinischen Faktoren zu sehen.

Aus der Fülle von weiteren polymorphen Genen des Knochenstoffwechsels sei das Calciumsensing-Rezeptor-Gen erwähnt, das als Regulator des Serumcalciumspiegels nach einigen neueren Untersuchungen als besonders wichtig für die Calciumhomöostase angesehen werden kann. Wir fanden in eigenen Untersuchungen einen Zusammenhang mit Calciumspiegel, Vitamin-D-Spiegel und Körpergewicht bei hochbetagten Frakturpatienten; ein Einfluss auf die Häufigkeit von Knochenfrakturen konnte bisher noch nicht schlüssig gezeigt werden. Von besonderem Interesse wird in Zukunft u. a. auch eine Analyse von Polymorphismen des Lactase-Phlorizin-Hydrolase-Gens, dem Enzym für den Abbau des Milchzuckers, sein, da eine erbliche adulte Lactoseintoleranz und die damit verbundene verminderte Calciumaufnahme aus dem Gastrointestinaltrakt einen entscheidenden Einfluss sowohl auf die Ausbildung der Knochenspitzenmasse im jugendlichen Erwachsenenalter als auch auf die Knochendichteabnahme im höheren Lebensalter haben dürfte.

Aus den bisher geschilderten komplexen Möglichkeiten, genetische Marker für den Knochenstoffwechsel einzusetzen, wäre eine Zusammenstellung von mehreren polymorphen diagnostischen Markern zur Erfassung von Risikopatienten bereits zu einem frühen Zeitpunkt sinnvoll. Limitationen eines solchen diagnostischen Profils sind die unterschiedliche Häufigkeit und Gewichtung von genetischen Markern in multiethnischen Populationen, wie sie in Europa vorliegen, und der jeweils wichtige klinische Kontext, der unbedingt in die Beratung von Risikopatienten einfließen sollte.

Neben dem diagnostischen Ansatz ist aber auch die derzeitige Entwicklung im Bereich der Pharmakogenetik zu beachten, die davon ausgeht, dass Medikamente präziser bzw. mit weniger Nebenwirkungen bei Personen eingesetzt werden können, auf deren speziellen, genetisch vorgegebenen Stoffwechsel sie abgestimmt sind.

Ausblick

Die bisher vorliegenden Ergebnisse und Ansätze aus der genetischen Forschung des Knochenstoffwechsels dürfen als sehr interessant und ermutigend für weitere vertiefende Untersuchungen angesehen werden.

Der Abschluss des Human-Genome-Project und die weltweite Vernetzung von Forschungsergebnissen wie auch das große Interesse der pharmazeutischen Industrie an neuen Entwicklungen haben in den letzten Jahren zu einer exponentiellen Zunahme von Publikationen auf dem Gebiet der Genetik von Knochenerkrankungen geführt.

Damit verbunden sind allerdings nicht nur diagnostische und therapeutische Problemstellungen, sondern auch technische Fragen wie die einer weitgehenden Automatisierung und Vereinfachung molekularbiologischer Untersuchungen, um sie in breiterem Ausmaß rasch und ökonomisch durchführen zu können. Dies bedingt aber auch komplexere Ansätze in der Datenverarbeitung und eine sinnvolle Vernetzung von Ergebnissen und Statistik, zumal nachhaltige Erkenntnisse nur aus der Beobachtung von großen Studienpopulationen gewonnen werden können.

Als besondere Herausforderung für die kommenden Jahre ist aber der ethische und logistische Umgang mit Fragen des menschlichen Genoms anzusehen, weil prädiktive diagnostische Tests eine neue komplexe Aufgabe für klinisch tätige Ärzte bedingen, die immer in Zusammenhang mit sozialen, psychischen und klinischen Aspekten der Patienten gesehen werden muss.

Die Möglichkeiten der genetischen Diagnostik im Bereich des Knochenstoffwechsels werden wie auf anderen Gebieten sicher zu einem Paradigmenwechsel in der Haltung von Patienten und Ärzten führen. Wenn ihre Anwendungen verantwortlich genutzt werden, stehen wir vor großen Chancen in diesem komplexen Erkrankungsfeld.

▌ Literatur

Gennari L (2002) Genetics of osteoporosis: role of steroid hormone receptor gene polymorphisms. J Steroid Biochem Mol Biol 81(1):1–24

Obermayer-Pietsch B (2000) Genetic background of osteoporosis. Acta Med Aust 1:18–22

Ralston SH (2002) Genetic control of susceptibility to osteoporosis. J Clin Endocrinol Metab 87(6):2460–2466

Grundlagen und Klinik der Knochenmetastasen

R. Ebert, F. Jakob

Physiologie des Knochenwachstums und der Knochenregeneration

Entwicklung und Wachstum

Knochen entsteht durch die kontrollierte und regulierte Interaktion von terminal differenzierten Zellpopulationen der Hämatopoese und der mesenchymalen Differenzierungswege. Osteoblasten sind mesenchymale Zellen, welche Extrazellulärmatrix bilden, die sekundär mineralisiert wird. Osteoklasten sind terminal differenzierte multinukleäre Makrophagen, die in der Lage sind, Knochen abzubauen. Die Aktivität dieser beiden Zellen ist vielfach gekoppelt. Sowohl die Knochenentwicklung und das Knochenwachstum als auch die lebenslange Regeneration und das Remodeling des Knochens werden mittels dieser beiden Prinzipien ausgeführt (Katagiri et al. 2002).

Während der Embryogenese findet das Knochenwachstum auf zwei unterschiedlichen Wegen statt, der enchondralen Ossifikation und der membranösen Ossifikation. Bei der enchondralen Ossifikation differenzieren mesenchymale Vorläuferzellen zuerst in Chondrozyten, die durch Proliferation zum Längenwachstum des Skeletts beitragen. Die Knorpelmatrix wird im Bereich der Wachstumsfuge durch knöcherne Zellen ersetzt. Ein wichtiger Faktor, der die Differenzierung von Chondrozyten beeinflusst, ist PTHrP (PTH related peptide), welches als parakriner Faktor an den PTH-Rezeptor Typ 1 der Chondrozyten bindet, so die Differenzierung der Zellen inhibiert und die Proliferation aufrecht erhält. PTHrP kann auch die Resorption des Knochens durch Osteoklasten fördern. Dies geschieht während der Entwicklung im Rahmen des nötigen Knochenumbaus. Später wird dieser Faktor wichtig, wenn Tumorzellen sich an diese Fähigkeit erinnern und mit der Sekretion von PTHrP die chronische Osteolyse vorantreiben (Kronenberg 2003).

Nach der Reifung von hypertrophen Chondrozyten wandern Blutgefäße und Knochenmarkzellen in die Knorpelmatrix ein. Über das Blutgefäßsystem können mesenchymale Vorläuferzellen in den Knorpel gelangen. Osteoblasten differenzieren aus benachbarten mesenchymalen Vorläuferzellen und produzieren die Komponenten der extrazellulären Matrix des Knochens. Quantitativ das häufigste Protein der Knochenmatrix ist Typ-I-Kollagen. Weniger abundant, aber als Signalmoleküle wichtig sind z. B. Osteocalcin, Osteopontin, Osteonektin, Knochensialoprotein und Proteoglykane. Diese werden von Osteoblasten sezerniert und bilden die Knochenmatrix, das so genannte Osteoid, welches sekundär mineralisiert wird. Osteoblasten sezernieren auch eine große Anzahl von Zytokinen und Wachstumsfaktoren, die für die Entwicklung von Knochenzellen und für die Hämatopoese essenziell sind. Hierzu zählen beispielsweise die BMP (bone morphogenic proteins), die zur TGFβ-Familie gehören. Weitere sezernierte Faktoren sind VEGF (vascular endothelial growth factor), ein die Angiogenese stimulierender Faktor, Osteoprotegerin (OPG), ein löslicher Rezeptor, der die osteoklastäre Knochenresorption reguliert, und hCyr-61 (cysteinreiches Protein 61), das ebenfalls die Angiogenese fördert. In den letzten Jahren wurde ein für den Knochen neuer anaboler Signalweg gefunden, der ein Kosignal aus einem dem Lipoprotein assoziierten Protein (LRP-5) und die Signalwirkung von wnt-Proteinen und deren Rezeptoren, die Frizzled-Rezeptoren, involviert (Ferrari et al. 2004). Dieser Signalweg ist noch nicht vollständig in seiner Bedeutung aufgeklärt, es steht zu erwarten, dass hier neue Erkenntnisse auch für die Interaktion zwischen Tumor und Knochenzelle relevant werden, zumal wnt-Signalmoleküle auch bei der Tumorentstehung eine Rolle spielen (Bodine et al. 2004).

Regeneration und Remodeling im erwachsenen Organismus

Im erwachsenen Organismus wird der Knochen permanent abgebaut und wieder aufgebaut. Dieser Vorgang, der als Remodeling bezeichnet

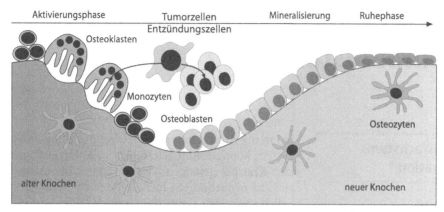

Abb. 1.1. Schematische Darstellung der am Remodeling beteiligten Zellen. Osteoklasten resorbieren den alten Knochen im Rahmen des Gewebersatzes, Osteoblasten füllen die entstandenen Resorptionslakunen wieder auf. Bei Knochenmetastasen erscheint als dritter Partner die Tumorzelle, die in der Lage ist, durch Sekretion von Wachstumsfaktoren und Zytokinen die physiologische Endstrecke der Knochenresorption zu stimulieren. Dabei werden aus der Knochenmatrix weitere Wachstumsfaktoren freigesetzt, die das Tumorwachstum begünstigen. Je nach Zusammensetzung des Mikromilieus können dabei auch Osteoblasten stimuliert werden, sodass im Rahmen einer Metastasierung sowohl Osteolyse vorkommen kann als auch unstrukturiert vermehrte Knochenneubildung.

wird, ist eine Voraussetzung für die ständige Regeneration des Knochens und für die Knochenheilung im Fall von Verletzungen. Bei Calciummangel dient der Knochen zudem als Reservoir für das Serumcalcium, das über diesen Vorgang der osteoklastenvermittelten Knochenresorption rekrutiert wird. Beim Knochenumbau werden die für die Entwicklung beschriebenen Phänomene in verkürzter Abfolge wirksam. Osteoklasten bauen überaltertes Gewebe ab und Osteoblasten bilden neuen Knochen (Abb. 1.1). Osteoblasten sind während der Differenzierung und im reifen Zustand für viele Wachstumsfaktoren und Hormone verantwortlich. Einige Osteoblasten werden aufgrund der fortschreitenden Mineralisierung in die Knochenmatrix eingemauert und bilden so genannte Osteozyten. Sie sind über lange Fortsätze mit den Osteoblasten verbunden und haben eine Funktion als Mechanorezeptoren. Andere so genannte Lining Cells bleiben auf der Knochenoberfläche als Deckschicht zurück. Osteoblasten und Stromazellen produzieren Zytokine und Wachstumsfaktoren, die parakrin zur Osteoklastendifferenzierung beitragen. Ein wichtiges System in diesem Zusammenhang ist das RANK-/RANKL-/OPG-System (RANK = receptor activator of nuclear factor κB, RANKL = sein Ligand, OPG = Osteoprotegerin). RANK ist ein membranständiger Rezeptor, über den die Differenzierung von Vorläuferzellen zu Osteoklasten gesteuert wird. Der Ligand RANKL wird auf der Membranoberfläche von Osteoblasten und Stromazellen exprimiert. Es gibt auch eine sezernierte Variante dieses Liganden, sodass zur Auslösung des Signals nicht ausschließlich der Zell-Zell-Kontakt notwendig ist, sondern das Signal auch über größere Abstände ausgelöst werden kann. Ligandenbindung an RANK führt über verschiedene Signaltransduktionskaskaden zur Aktivierung des Transkriptionsfaktors NFκB. Aus monozytären Vorläuferzellen wird über RANK die Differenzierung zu Osteoklasten gesteuert. In reifen Osteoklasten wird die Knochenresorption stimuliert und die Apoptose der Zellen inhibiert. Für RANKL ist ein weiterer löslicher Rezeptor beschrieben worden, das so genannte Osteoprotegerin (OPG). Es fängt durch Komplexbildung den RANKL ab und verhindert so die Stimulation des Rezeptors RANK und damit die Osteoklastenaktivierung (Koshla 2001) (Abb. 1.2).

▎ Knochenmatrix als Quelle von Wachstumsfaktoren

In der Extrazellulärmatrix des Knochens (ECM) sind einige Zytokine und Wachstumsfaktoren eingelagert und können direkt auf hier lokalisierte Zellen einwirken (Abb. 1.2). IGF-I und -II (insulin like growth factor), denen eine osteoanabole Funktion zugesprochen wird, sind in hoher Konzentration in der ECM lokalisiert. Sie sind vor allem über IGFBP-5 (IGF-Bindeprotein 5) mit der organischen und der anorganischen ECM verbunden. IGFBP-5 bindet über eine He-

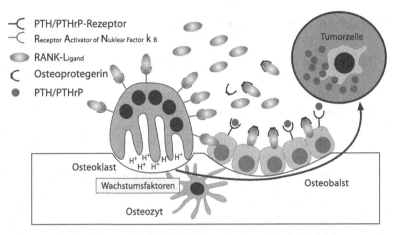

PTH/PTHrP-Rezeptor
Receptor **A**ctivator of **N**uklear **F**actor k B
RANK-Ligand
Osteoprotegerin
PTH/PTHrP

Tumorzelle

Osteoklast

H+ H+ H+ H+
H+ H+

Wachstumsfaktoren

Osteobalst

Osteozyt

Abb. 1.2. Schematische Darstellung der Stimulation von Osteoklasten durch RANKL. Die vermehrte RANKL-Produktion entsteht im Gefolge der Stimulation von Osteoblasten durch den Tumormarker PTHrP (parathormon-related peptide), der durch chronische Stimulation der Signalwege des Parathormonrezeptors Typ 1 die gesteigerte RANKL-Produktion bewirkt. Analog können weitere die Osteoklasten stimulierenden Faktoren durch die Osteoblasten ausgeschüttet werden.

parin-Bindungsdomäne an Hydroxylapatit, sodass in vitro durch Zugabe von Heparin IGFBP-5 freigesetzt werden kann (Campbell et al. 1997). Weiterhin findet man in der ECM latentes TGF-β (transforming growth factor β), das an ein spezifisches Bindeprotein (latent TGF-β binding protein) gekoppelt ist und durch eine proteolytische Spaltung aus der Matrix herausgelöst werden kann. Durch Einwirkung von 1,25(OH)2-Vitamin D3 wird Phospholipase A2 (PLA2) in Vesikeln der Matrix aktiviert, Matrix-Metalloproteinase 3 (MMP-3) sezerniert und somit latentes TGF-β freigesetzt. Im gesunden Knochen stimuliert TGF-β die Proliferation von mesenchymalen Zellen und die Synthese von Proteinen der ECM (Dallas et al. 2002). Weitere Zytokine und Wachstumsfaktoren werden von Osteoblasten in die ECM sezerniert. Hierzu gehören BMP (bone morphogenic proteins), VEGF (vascular endothelial growth factor), PTHrP, HGF (hepatocyte growth factor), G-CSF (granulocyte colony stimulating factor), Cyr-61, Osteoprotegerin (OPG) und RANKL (Taichman et al. 2001, Schütze et al. 1998). Auch Osteoklasten setzen Wachstumsfaktoren in die ECM frei, wie z.B. PDGF und die Thiolproteinasen Cathepsin K und B bzw. TRAP (tartrate-resistant acid phosphatase) (Troen 2003). Der hohe Gehalt der Extrazellulärmatrix des Knochens an Zytokinen und Wachstumsfaktoren bietet ein hervorragendes Reservoir, dessen sich Tumorzellen zur Bildung von Metastasen im Knochen bedienen. Die durch Auflösung der Extrazellulärmatrix freigesetzten Wachstumsfaktoren kommen den Tumorzellen zugute, die ihrerseits dann wieder vermehrt osteolytisch aktive Signalmoleküle ausschütten können (s.u.). Die Zusammensetzung der im Mikroenvironment verfügbaren Wachstumsfaktoren ist in unterschiedlichem Ausmaß geeignet, auch Osteoblasten zu stimulieren oder lokal Osteoklasten zu hemmen (z.B. OPG-Freisetzung), sodass es wie z.B. beim Mammakarzinom und beim Prostatakarzinom zu osteolytischen/osteoblastischen Metastasen mit Regionen erhöhter Mineralisation und Sklerosierung kommen kann. Die Beschaffenheit der Extrazellulärmatrix ist somit eine wichtige Voraussetzung für die symbiontische Interaktion von Tumorzellen und Knochenzellen bei Manifestation von Metastasen. Die Anwesenheit von Zytokinen und Wachstumsfaktoren in der ECM schafft ein Mikroenvironment, das die Proliferation und Differenzierung von Knochenzellen, aber auch von hämatopoetischen Zellen oder eingewanderten Tumorzellen direkt beeinflussen kann (Stewart et al. 2004).

Interaktion Tumor – Knochenzelle

▌ Homing und Adhäsion von Tumorzellen

Maligne Zellen können über das Blutgefäßsystem in den Knochen gelangen und dort Metastasen ausbilden. Primäre Tumorzellen sezernieren proteolytische Enzyme, die es ihnen ermöglichen, die Gefäßwände von Kapillaren zu durchdringen. Hierbei ändern sie das Expressionsmuster der Gene, die im Zusammenhang mit Adhäsion und Migration stehen. Das Homing der Tumorzellen wird über die Expression von Rezeptoren für Chemokine vermittelt. Chemokine sind kleine, zytokinähnliche Proteine, die eine gerichtete Zellwanderung auslösen und über Signaltransduktionskaskaden eine Veränderung des Zytoskeletts und Adhäsion vermitteln. In der Hämatopoese sind Chemokine essenziell für die Entwicklung von Blutzellen und ihre Wanderung zum Knochenmark. Man nimmt an, dass die Wanderung von z. B. Brustkrebszellen durch eine erhöhte Expression des Chemokinrezeptors CXCR-4 vermittelt wird. Eine hohe Expression des Liganden CXCL-12/SDF-1α wird in Lymphknoten, Lunge, Leber und Knochenmark beobachtet, bevorzugte Gewebe für Brustkrebsmetastasen. Das im Knochen abundante Matrixprotein Osteonektin kann ebenfalls ein Homing in Brustkrebszellen induzieren. Im Knochen reguliert es die Interaktion zwischen Zellen und ihrer Umgebung durch Kontrolle des Aufbaus und Turnovers der Extrazellulärmatrix und die Aktivität von Wachstumsfaktoren (Mundy 2002, Roodman 2004). Durch Sekretion von Wachstumsfaktoren, welche die Angiogenese steigern, stellen Tumorzellen ihre Versorgung mit Nährstoffen sicher (Sloan et al. 2002).

▌ Interaktion der Tumorzellen mit Osteoklasten

Durch eine Interaktion von Tumorzellen mit Osteoklasten über die Sekretion stimulierender Wachstumsfaktoren kann bei bestimmten Knochenmetastasen eine Osteolyse induziert werden. Bei Brustkrebszellen ist das wichtigste Signalmolekül, das auf die Osteoklasten einwirkt, PTHrP. PTHrP wurde auch aus Lungenkarzinomen und Nierenzellkarzinomen als ein parakriner Faktor isoliert, der die maligne Hyperkalzä-

mie propagiert. PTHrP bindet an den PTH-/PTHrP-Rezeptor Typ 1 der Osteoblasten und ihrer Vorläufer und stimuliert die Ausschüttung von RANKL, das dann nach Bindung an seinen Rezeptor RANK am Osteoklasten dessen Aktivität stimuliert (Abb. 1.2). Es wurde aber auch berichtet, dass Tumorzellen selbst RANKL exprimieren und eine Produktion von OPG inhibieren. Bei Patientinnen mit Brustkrebs ist deshalb das Verhältnis RANKL/OPG zugunsten von RANKL verschoben. An Läsionen von Brustkrebsmetastasen ist die Anzahl der Osteoklasten infolgedessen erhöht. Des Weiteren können Tumorzellen Zytokine und kleine Signalmoleküle wie Interleukin 6 (IL-6), IL-1β, IL-11, TNF-α und Prostaglandin E2 (PGE2) sezernieren, die ebenfalls die Osteoklastendifferenzierung stimulieren. Durch die fortschreitende Osteolyse werden Wachstumsfaktoren wie TGF-β aus der Matrix freigesetzt. TGF-β wiederum stimuliert die PTHrP-Produktion von Tumorzellen. Durch den Knochenabbau werden weitere in der ECM lokalisierte Wachstumsfaktoren freigesetzt wie IGF, BMP und FGF, die wiederum Karzinomzellen stimulieren können. IGF-I und IGF-II stimulieren die Proliferation von Prostatakarzinomzellen, die Rezeptoren für IGF exprimieren (Roodman 2004, Mundy 2002). Es entsteht so ein symbiontischer Circulus vitiosus in der Interaktion zwischen Knochen und Tumor.

▌ Interaktion der Tumorzellen mit Osteoblasten

Ein gut charakterisierter Faktor, der von Karzinomzellen sezerniert wird und sowohl die Knochenneubildung als auch die Osteoblastenproliferation fördert, ist Endothelin 1. Bei Patienten mit Prostatakarzinom und Knochenmetastasen wird ein erhöhter Serum-Endothelin-1-Spiegel gemessen. Endothelin 1 wird auch von Brustkrebszellen exprimiert, die osteoblastäre Metastasen ausbilden. Prostatazellen sezernieren Wachstumsfaktoren der TGF-β-Familie, wie TGF-β2, das die Osteoblastenproliferation in vitro und die Knochenneubildung in vivo stimuliert. Ebenso werden zahlreiche BMP exprimiert wie BMP2, BMP3, BMP4 und BMP-6, aber auch FGF-1 und FGF-2 (fibroblast growth factor 1 und 2), welche die Proliferation von Osteoblasten und deren Vorläufern stimulieren. Prostatakarzinomzellen produzieren die Serinprotease PSA (prostataspezifisches Antigen) in hohem

Ausmaß. Ihr wird die Funktion zugeschrieben, Wachstumsfaktoren wie TGF-β oder IGF-I von ihren Bindeproteinen abzuspalten und somit zu aktivieren. Durch eine Aktivierung des osteoblastären Transkriptionsfaktors Cbfa-1 in Stromazellen kommt es zu einer Differenzierung weiterer Osteoblasten und erhöhter Mineralisierung des Knochens (Mundy 2002, Guise 2004).

Klinisches Problem

▌ Inzidenz von Knochenmetastasen bei verschiedenen Tumorentitäten

Die am häufigsten in den Knochen metastasierenden Tumore sind Mammakarzinome, Prostatakarzinome, Lungenkarzinome, Nierenkarzinome und Schilddrüsenkarzinome. Knochenmetastasen können osteolytisch oder osteoblastisch wirken, d.h. sie sezernieren Wachstumsfaktoren, welche die Osteoklasten und/oder die Osteoblasten stimulieren. Der Mechanismus der osteoblastischen Metastasierung bzw. der gemischten osteolytischen/osteoblastischen Metastasierung besteht darin, dass bei osteoblastischer Ausprägung auch die Osteoblasten durch die sezernierten und nach Auflösung der Extrazellulärmatrix freigesetzten Wachstumsfaktoren stimuliert werden. Gemischte Formen der Metastasierung sind z.B. bei Prostatakarzinomen und Mammakarzinomen häufig. Die Aktivität der Osteoblasten ist hier gesteigert und kann anhand einer erhöhten Aktivität der alkalischen Phosphatase im Serum gemessen werden (Keller u. Brown 2004). Der übersteigert gebildete Knochen hat eine verminderte Qualität und neigt trotz erhöhter Mineralisierung zur pathologischen Fraktur. Möglich ist auch, dass lokal eine gesteigerte Sekretion von Osteoprotegerin die Entstehung sklerotischer Inseln fördert.

Knochenresorption und Knochenaufbau sind normalerweise miteinander gekoppelt, die Interaktion beider Mechanismen ist bei ossärer Metastasierung gestört. Bei gemischten Formen der Knochenmetastasierung kann man beobachten, dass nicht nur so genannte Resorptionsmarker des Knochens im Serum erhöht zu messen sind, sondern auch so genannte Anbaumarker (s. Tab. 1.2). Laufende Studien werden in naher Zukunft Aussagen darüber erlauben, ob die Mes-

Tabelle 1.2. Verfügbare Marker für Knochenanbau und Knochenabbau (nach Fohr et al. 2003)

Knochenaufbaumarker	Knochenabbaumarker
▌ (knochenspezifische) alkalische Phosphatase	(Desoxy-)Pyridinoline Pyridinium-Crosslinks
▌ Osteocalcin (Bone-GLA-Protein)	Kollagen I, C-terminale oder N-terminale Telopeptide und Crosslinked Telopeptides (CTX und NTX)
▌ Prokollagen I, C-terminales Propeptid	tartratresistente saure Phosphatase (TRAP)
▌ Prokollagen I, N-terminales Propeptid	Knochensialoprotein

sung von Markermolekülen für Knochenanbau oder -abbau im Urin oder Serum Rückschlüsse auf die Knochenmetastasierung erlaubt oder sogar Indikator für den Beginn einer Bisphosphonattherapie sein kann (s.u.) (Diel et al. 1999, Woitge et al. 2001, Seibel et al. 2002, Hou et al. 2003, Demers et al. 2003).

▌ Manifestationsformen maligner Tumoren im Knochen

Tumorassoziierte Osteoporose

Die auf S. 10 beschriebene Ausschüttung von Mediatoren durch Tumorzellen kann sowohl lokal als auch humoral wirksam werden. Durch humorale Mechanismen kann es dazu kommen, dass das gesamte Skelett betroffen ist und eine Osteoporose gefördert wird, was besonders auf dem Boden eines bestehenden Risikoprofils klinisch bedeutsam wird. Das Bild einer primären Osteoporose kann auch imitiert werden durch den Knochenabbau bei Tumoren des Blut bildenden Systems, wie z.B. beim multiplen Myelom, welches das gesamte Knochenmark infiltrieren kann. Es kommt somit zu pathologischen Frakturen sowohl der Wirbelkörper als auch peripherer Knochen als Symptom der manifesten Osteoporose. Nicht selten präsentieren sich Patientinnen und Patienten primär mit solchen Problemen, die auf eine Tumorerkrankung erst hinweisen. Eine wichtige Maßnahme osteologisch tätiger Ärzte bei der Diagnose einer Osteoporose besteht darin, sekundäre und maligne Ursachen auszuschließen.

Osteolysen

Die regionale Osteolyse ist eine häufige Manifestationsform maligner Tumoren im Knochen. Auch sie kann am Anfang symptomlos verlaufen und ist auch durch Untersuchungen des Knochenmetabolismus häufig nicht erfassbar. Schmerzen treten oft erst dann auf, wenn das Periost mit betroffen ist oder eine Komplikation eintritt. Bildgebende Verfahren sind hilfreich bei der rechtzeitigen Diagnostik ossärer Manifestationen von malignen Erkrankungen. Neben der konventionellen Radiologie werden in schwierigen Situationen auch weiterführende Verfahren wie die MRT und PET (Positronenemissionstomographie) eingesetzt. Ihre Stellung in der Routine und in der Frühdiagnostik muss allerdings zum Teil noch evaluiert werden (Garcia et al. 2003, Love et al. 2003, Maffioli et al. 2004, Montemurro et al. 2004, Hamaoka et al. 2004, Foo et al. 2004). Das Skelettszintigramm ist bei häufig ossär metastasierenden Tumoren ein fester Bestandteil der Tumornachsorgeuntersuchungen. Die Szintigraphie ist auch eine aussagekräftige Suchmethode, um etwaige konventionelle Röntgenuntersuchungen gezielt einzusetzen (Love et al. 2003, Maffioli et al. 2004). Beim malignen Myelom und selten auch bei soliden Infiltrationen mit geringer Knochenreaktion ist die Szintigraphie negativ, sodass u. U. ausgedehnte konventionelle radiologische Untersuchungen zum Zeitpunkt der Erstdiagnose durchgeführt werden. Differenzialdiagnostisch bleiben knocheneigene gutartige und bösartige Tumoren abzugrenzen ebenso wie seltene erbliche Läsionen und Infektionen.

Komplikationen

▌ **Hyperkalzämie.** Pathologisch gesteigerter Knochenabbau, der durch die Tumorzellen vermittelt wird, kann bei sehr großer Tumormasse und bei Überschreiten der Kapazität der renalen Calciumausscheidung zu einer Hyperkalzämie führen. Die Hyperkalzämie kann von milden Symptomen bis zur intensivmedizinpflichtigen Krisensituation jegliche Ausprägung annehmen. Klinisch ist dieser Zustand ein diagnostisches Chamäleon. Von schweren Herzrhythmusstörungen bis hin zu psychiatrischen Symptomen kann das Krankheitsbild ein breites Muster klinischer Symptomatik bieten. Seit der Einführung der Calciumbestimmung in das Programm der Automaten für die klinisch-chemische Routineuntersuchung wird jedoch die Hyperkalzämie in der Regel nur mit geringer Verzögerung diagnostiziert. Bei längerem Bestehen führt sie zudem zu einer Beeinträchtigung der Nierenleistung, welche die Hyperkalzämie wiederum verstärkt. Generell gilt der Grundsatz, dass ein erhöhtes Calcium nicht selbstverständlich als ein auffälliger Befund hingenommen werden darf, sondern prinzipiell abklärungsbedürftig und ursächlich zu untersuchen ist. Die Therapie der hyperkalzämischen Krise wird im Rahmen der Bisphosphonate besprochen (S. 13 ff.).

▌ **Pathologische Fraktur.** Bei Miterfassung der Kortikalis der peripheren Knochen bzw. bei entsprechender Volumenausdehnung innerhalb der spongiösen Knochen kann es durch ossäre Metastasierung zur pathologischen Fraktur kommen. Diese entsteht meist durch Bagatelltrauma oder spontan. Allein der Unfallhergang muss den Verdacht auf eine Osteoporose oder eine maligne Knochenerkrankung aufkommen lassen, auch wenn die Tumorerkrankung vorher noch nicht bekannt war. Die drohende pathologische Fraktur erfordert zumindest häufig eine radiotherapeutische Maßnahme bzw. entlastende Maßnahmen zur Vermeidung des Ereignisses. Stattgehabte pathologische Frakturen müssen speziell chirurgisch/orthopädisch versorgt werden. Im Bereich der Wirbelsäule ist Entlastung, Miederstabilisierung und ggf. operative Intervention angezeigt. Die Situation erfordert eine interdisziplinäre Beratung unter Einbeziehung der Möglichkeiten der Onkologie, Chirurgie/Orthopädie, der Radiotherapie und ggf. der Anästhesiologie. Bei drohendem Querschnittssyndrom muss der Faktor Zeit wesentlich berücksichtigt werden, eine schnelle adäquate Versorgung kann die Entwicklung aufhalten oder eine Rückbildung erreichen (Healey et al. 2000, Damron et al. 2000, Swanson et al. 2000, Frassica 2003, Falkmer et al. 2003, Hoskin 2003, Koulalias et al. 2003 und 2004).

Im Gegensatz zur primären Osteoporose ist bei der pathologischen Fraktur maligner Ursache im Bereich der Wirbelsäule das Problem der neurologischen Komplikationen im Sinne von Wurzelkompressionen oder Querschnittläsionen häufig.

Klinische Symptome und Verlauf

Ossäre Manifestationen maligner Tumoren müssen nicht von Anfang an schmerzhaft sein. Wie bereits oben ausgeführt, führen sie meist erst dann zu Schmerzen, wenn sie die schmerzhafte Periostregion erreicht oder zu Komplikationen geführt haben. Diffuse Knochen- und Skelettbeschwerden sind bei vorwiegend humoral vermittelten Situationen des Knochenabbaus jedoch nicht selten (manchmal auch erst retrospektiv zuzuordnen). Die bei Periostinfiltration oder bei Komplikationen auftretenden Schmerzen sind von stärkster Art und erfordern häufig eine Mehrfachbehandlung mit analgetischen Medikamenten oder sogar anästhesiologische Maßnahmen. Die Komplikationen des Skeletts bedingen eine erhebliche Einschränkung der Lebensqualität und der Selbstversorgung. Bei manchen Tumorformen wie dem Prostatakarzinom und dem multiplen Myelom stehen diese Manifestationen im Vergleich zu anderen Folgen der Tumorerkrankung für den Patienten über lange Zeiten sogar im Vordergrund. Je größer die Fortschritte einer effektiven Behandlung des Primärtumors sind, desto häufiger erleben die Patienten auch diese Komplikationen fern vom Primärherd. Intensive therapeutische Maßnahmen wie Chemotherapie und/oder Hormonablation fördern zudem die Entstehung einer negativen Knochenbilanz und Osteoporose, auf deren Boden dann maligne Manifestationen gravierende Folgen haben. Die Behandlung der ossären Auswirkungen eines Tumors erscheint also im Sinne der Patientenversorgung ein dringliches Problem. Wie im Folgenden aufgezeigt werden soll, stehen heute bereits wirksame Medikamente zur Verfügung, weitere sind für diese Indikation in der Entwicklung.

Bisphosphonate

▌ **Chemie und Wirkmechanismus.** Bisphosphonate sind Abkömmlinge des Pyrophosphats, die durch Austausch des Sauerstoffatoms im Phosphatgerüst P-O-P gegen ein Kohlenstoffatom zum neuen phosphataseresistenten Grundgerüst P-C-P verändert worden sind und somit im Organismus keinen weiteren Abbau dieses Grundgerüstes erfahren. Die erste Generation der Bisphosphonate wurde in den 60er Jahren beschrieben und in der Folge weiterentwickelt (Fleisch et al. 1969). Bereits die ersten Präparationen Etidronat und Clodronat zeichneten sich durch eine sehr hohe Affinität zum Knochen aus. Die Substanzen zeigten eine antihyperkalzämische Wirkung und wurden insofern auch für diese Indikationen weiterentwickelt. Die Wirkung war bereits bei den ersten Vertretern der Gruppe

die Hemmung der Osteoklasten. In der Folge wurde durch Veränderungen der Seitenkette R2 die antihyperkalzämische Potenz der Medikamente weiter verstärkt. Einen Schlüsselschritt in dieser Entwicklung stellte die Anwesenheit von Stickstoffatomen in der Seitenkette dar, die alle modernen Bisphosphonate aufweisen. Es hat sich für diese Generation der Bisphosphonate der Terminus Aminobisphosphonate durchgesetzt. Die Steigerung der antihyperkalzämischen Potenz gegenüber den Ursprungssubstanzen wurde bis zu einem Faktor von etwa 10 000 (Zoledronat gegenüber Editronat) erreicht.

Der molekulare Wirkmechanismus sowohl der ersten Generation als auch der nächsten Generationen von Bisphosphonaten wurde erst in den letzten Jahren aufgeklärt. Es stellte sich heraus, dass die älteren Bisphosphonate gegenüber den Aminobisphosphonaten einen grundlegend unterschiedlichen molekularen Wirkmechanismus aufweisen, wobei die Hemmung der Osteoklasten beiden Klassen von Substanzen gemeinsam ist. So wurde beispielsweise für Clodronat nachgewiesen, dass durch Bildung eines toxischen ATP-Metaboliten eine Apoptose der Osteoklasten eingeleitet wird. Die modernen Aminobisphosphonate erwiesen sich hingegen als sehr spezifische Enzymhemmer. Sie hemmen das Enzym Farnesylsynthetase, das bei der posttranslationalen Modifikation von Proteinen mit Isoprenoidketten eine Rolle spielt. Diese posttranslationale Modifikation von Proteinen betrifft wichtige Moleküle wie Kinasen, sodass deren Hemmung ebenfalls spezifische zelluläre Mechanismen zur Folge hat. Auch in diesem Fall handelt es sich um Apoptose, sofern die Konzentration der Substanzen an der Zelle hoch genug ist (Rodan u. Fleisch 1996, Green 2004, Reszka u. Rodan 2004, Rogers 2003 und 2004). Daneben wurden einige In-vitro-Effekte für die modernen Bisphosphonate beschrieben, die die Funktion des Osteoblasten betreffen. Bei Verwendung mikromolarer Konzentrationen in der Zellkultur wird die Expression und Sekretion von Osteoprotegerin und Kollagen I positiv beeinflusst (Viereck et al. 2002). Es werden dazu allerdings Konzentrationen im mikromolaren Bereich benötigt. Ob diese in vivo erreicht werden können, ist letztendlich nicht geklärt.

Im Zusammenhang mit Tumorzellen konnte auch hier nachgewiesen werden, dass bei ausreichend hoher Konzentration in vitro eine Tumorzelle über verschiedene Mechanismen in die Apoptose getrieben werden kann. Auch die Invasion und Adhäsion von Tumorzellen sowie deren Expression von Proteinen der Extrazellulärmatrix und von matrixassoziierten Proteasen wird durch Bisphosphonate in vitro und in vivo beeinflusst. Neuere Arbeiten berichten über antiangiogene Effekte von Bisphosphonaten und über die Beeinflussung der Zytokinsekretion. Es konnte auch nachgewiesen werden, dass eine Vorbehandlung von Tumorzellen in vitro mit modernen Aminobisphosphonaten deren Adsorptionsverhalten im Knochen beeinflusst. Vorbehandelte Tumorzellen führten im Tierversuch nicht in gleichem Ausmaß wie unbehandelte Zellen zur Bildung von Osteolysen. Auch antiangiogene Auswirkungen im Tumorgewebe wurden gezeigt (Hiraga et al. 2001, 2003 und 2004, Fournier et al. 2002, Green et al. 2002, Bezzi et al. 2003, Corey et al. 2003, Clezardin et al. 2003, Croucher et al. 2003, Neudert et al. 2003, Oades et al. 2003, Valleala et al. 2003, Santini et al. 2003 und 2004, Dumon et al. 2004, Cheng et al. 2004, Montague et al. 2004). Die Antitumoreffekte sind selbstverständlich im Zusammenhang mit malignen Manifestationen im Knochen von hohem Interesse und werden bei der weiteren wissenschaftlichen Entwicklung im Auge behalten. Die In-vitro-Ergebnisse und die Tierversuchsergebnisse stellen wichtige Befunde dar bei der Frage der möglichen Prävention maligner Manifestationen im Knochen sowie im Zusammenhang mit Therapieschemata, die Chemotherapeutika und Bisphosphonate miteinander kombinieren. Laufende klinische Studien werden in Kürze erste prospektive Daten liefern, ob eine Prävention mit Bisphosphonaten zumindest bei Hochrisikopatient(inn)en sinnvoll ist.

▌ **Pharmakologie.** Alle bekannten Bisphosphonate werden bei oraler Gabe schlecht resorbiert. Nur maximal 5%, bei den modernen Aminobisphosphonaten weniger als 1% der applizierten Dosis werden vom Darm aufgenommen. Eine einmal im Blutkreislauf befindliche Dosis wird sehr schnell aus dem Kreislauf eliminiert. Ein großer Teil hiervon (bis zu 80%) wird am Knochen immobilisiert und entfaltet dort seine Wirkung. Die PCP-Grundstruktur erfährt keinerlei Änderung im Organismus. Haupteliminationsweg ist die Niere, sodass die Halbwertszeit einer applizierten Dosis im Blutkreislauf nur wenige Stunden beträgt (Russel u. Rogers 1999, Green 2004, Pecherstorfer et al. 2004, Rogers 2004, Cohen 2004, Coleman 2004).

Die hohe exklusive Affinität der Bisphosphonate für den Knochen schützt vor deletären Nebenwirkungen. Dennoch sind zwei Zielorgane bezüglich der Nebenwirkungen besonders hervorzuheben. Das eine ist das intestinale System bei oraler Applikation. Vermutlich durch die Entstehung hoher Konzentrationen bei Passageproblemen am ösophagogastralen Übergang oder aber auch durch hohe Konzentrationen innerhalb des Magens kommt es in einem mäßig hohen Prozentsatz zu intestinaler Unverträglichkeit. Bei prädisponierten Patienten entwickelt sich eine Ösophagitis, manchmal mit der Ausbildung von Ulzera. Das zweite wichtige Zielorgan für Nebenwirkungen ist die Niere. Auch dort entstehen im Rahmen der Exkretion relativ hohe Konzentrationen im distalen Tubulus und in den Tubuluszellen der Niere selbst. Die intravenös zu verabreichenden Bisphosphonate der älteren Generation wie z. B. Clodronat oder Pamidronat erforderten daher auch sehr lange Infusionszeiten (je nach Dosis bis zu 4½ Stunden). Dennoch wurde in den letzten Jahren über das Auftreten von starken Tubulusschädigungen und von Niereninsuffizienz bei Infusionen mit Bisphosphonaten berichtet. Daher ist weiterhin bezüglich der Infusionsdauer und des Hydratationszustandes Vorsicht geboten, auch wenn zehntausende von Anwendungen weltweit bereits ohne bleibende Nierenschädigung appliziert wurden (Rosen et al. 2003 und 2004, Berenson et al. 2004, Pecherstorfer et al. 2004, Conte et al. 2004).

Eine weitere sehr eindrucksvolle Nebenwirkung ist die Entwicklung einer Akutphasereaktion bei der intravenösen Verabreichung moderner Aminobisphosphonate. Die Patientinnen und Patienten entwickeln Fieber und ein grippales Syndrom, bis hin zu schwersten Muskelschmerzen von teilweise mehreren Tagen Dauer. Die Reaktion tritt in dieser Stärke nur bei der Erstinfusion auf. Ursächlich ist sie vermutlich darauf zurückzuführen, dass die Struktur der modernen Aminobisphosphonate die Struktur von Antigenen für γ-δ-T-Zellen imitiert. Alternativ ist es auch möglich, dass genuine Antigene für γ-δ-T-Zellen wie z. B. das Isopentenylpyrophosphat (IPP) durch die Blockade der Farnesylsynthase als Substratüberschuss angehäuft werden und ihrerseits das Fieber verursachen. Es kommt zu messbaren Anstiegen von bestimmten γ-δ-T-Zell-Populationen und proinflammatorischen Zytokinen wie TNF im peripheren Blut. Der Mechanismus wurde bereits in positiver Weise aufgegriffen und versuchsweise zur Immunmodulation eingesetzt, speziell bei therapierefraktären Lymphomen in Kombination mit anderen Zytokinen (Kunzmann et al. 2000, Wilhelm et al. 2003, Dicuonzo et al. 2003, Mancini et al. 2004). Weitere Nebenwirkungen sind eher selten und betreffen z. B. allergische und hyperergische Reaktionen.

▌ **Auswirkungen auf zellulärer Ebene.** Durch die exklusive Affinität der Bisphosphonate zum Knochen kommen diese auch im Knochen am meisten zur Wirkung. Vermutlich durch den Aufnahmemechanismus in die Zelle sind primäre Zielzellen die Osteoklasten. Diese werden durch die Inhibition der Farnesylsynthase oder durch die Bildung von toxischen Metaboliten in die Apoptose getrieben. Damit ergibt sich eine wesentliche Inhibition der Resorption des Knochens. In der postmenopausalen Situation des Entzugs von antiresorptiv wirksamen Östrogenen ist dies eine Maßnahme, die sich, zumindest vorübergehend, anbietet. Die erreichte Inhibition der Knochenresorption ist bedeutend, die Knochenstoffwechselmarker werden innerhalb kürzester Zeit in den Bereich prämenopausaler Werte oder sogar darunter abgesenkt. Durch die Hemmung der Knochenresorption, auch im Rahmen eines überstürzten Remodeling, kommt es zur verstärkten Sekundärmineralisation des vorhandenen Knochenmaterials, damit zu einem Anstieg der Knochenmineraldichte und zu einer entsprechend vermehrten Festigkeit des Knochens. Allerdings gibt es weitere Phänomene, die wir heute nicht gut beschreiben können, da nur etwa 20% der klinisch erreichten Frakturreduktion bei der Osteoporose durch die angestiegene Knochendichte zu erklären sind.

Bei der Osteolyse durch Tumorzellen ist wie oben gezeigt der pathogene Mechanismus ein „Missbrauch" der physiologischen Endstrecke der Knochenresorption durch die Tumorzellen. Insofern ist der Gebrauch von Bisphosphonaten und die Hemmung der überstimulierten Osteoklasten ein sehr geeignetes Mittel, die tumorinduzierte Osteolyse zu bremsen. Durch die Hemmung der Osteolyse ist die Verfügbarkeit von Wachstumsfaktoren für den Tumor vor Ort geringer und sein Wachstumsverhalten wird sicher eingeschränkt. Dieser erwünschte Effekt ist die Grundlage der sehr erfolgreichen Behandlung maligner Knochenmanifestationen mit modernen Bisphosphonaten (Übersichten bei Heymann et al. 2004, Lipton 2004, Perry et al. 2004).

Klinische Erfolge

▌ **Tumorhyperkalzämie.** Die tumorinduzierte Hyperkalzämie ist eine klassische Indikation zur intravenösen Behandlung mit Bisphosphonaten. Moderne Aminobisphosphonate sind dafür heute das Mittel der Wahl (Berenson 2002). Das Management einer hyperkalzämischen Krise umfasst eine suffiziente Hydratation zum Ausgleich der durch die Hyperkalzämie induzierten Dehydratation, die Applikation von Corticosteroiden bei solchen Erkrankungen, die damit modifiziert werden können, und die intravenöse Verabreichung von Bisphosphonaten. In den letzten Jahren hat sich hierbei die Pamidronsäure durchgesetzt, in den letzten Monaten zeichnet sich ab, dass in Zukunft die beiden Substanzen Zoledronsäure und Ibandronsäure die Mittel der Wahl werden. Generell lassen sich humoral entstandene Hyperkalzämien schlechter therapieren als lokal durch abgegrenzte osteolytische Herde entstandene. Daraus leitet sich auch eine differenzierte Dosierungsempfehlung ab, die zudem noch durch die Höhe der initialen Hyperkalzämie determiniert wird. Ein Therapieerfolg zeichnet sich frühestens am dritten Tag nach Applikation der Bisphosphonate ab, sodass nach wie vor bei klinisch dramatischen Symptomen einer Hyperkalzämie (die wiederum auch durch Vorschädigung von Organen aufgrund von Begleiterkrankungen moduliert wird) eine Dialyse ins Auge gefasst werden muss. Darüber hinaus ist das Ausmaß der hyperkalzämiebedingten Nierenschädigung auch sehr unterschiedlich und wird bei der Therapieentscheidung berücksichtigt werden.

Durch moderne Aminobisphosphonate gelingt es in über 90%, eine tumorinduzierte Hyperkalzämie zu normalisieren. Bei unbeherrschtem Tumorleiden ist zu erwarten, dass im Mittel nach 4–6 Wochen eine erneute Behandlung nötig ist; diese Abstände können sich auch verkürzen, abhängig von der Aktivität der Grunderkrankung (Purohit et al. 1995, Berenson 2002, Major et al. 2001 und 2002).

▌ **Plasmozytom.** Das Plasmozytom ist mit der Entwicklung einer Osteoporose oder multipler Osteolysen verknüpft. Nicht selten sind skelettale Probleme die ersten Symptome einer solchen Erkrankung. Es ist daher nach Diagnose eines multiplen Myeloms mit entsprechenden osteolytischen Herden oder Symptomen einer Osteoporose eine Behandlung immer indiziert. Die Applikation von 90 mg Pamidronsäure alle 4–6 Wochen hat sich in den letzten 10 Jahren als Standardtherapie bei einem manifesten multiplen Myelom entwickelt. Mittlerweile gibt es auch Daten zu weiteren modernen Bisphosphonaten (Zoledronat, Ibandronat). Mehrere Studien haben bewiesen, dass die Verwendung moderner Aminobisphosphonate beim multiplen Myelom eine deutliche Verbesserung der Lebensqualität, eine Senkung der skelettbezogenen Komplikationen und auch ein verbessertes Therapieansprechen bedingen (Berenson et al. 1996, Djulbegovic et al. 2002, Rosen et al. 2003, Terpos et al. 2004). Da der Krankheitsprozess des multiplen Myeloms in seiner klinischen Ausprägung sehr stark von den Knochenkomplikationen beeinflusst wird, ist diese Maßnahme somit auch für den Patienten extrem wichtig. Es werden derzeit Studien durchgeführt mit den modernsten Bisphosphonaten Zoledronat und Ibandronat; die beiden Substanzen werden sich vermutlich als Substanzen der Wahl für die supportive Behandlung des multiplen Myeloms herausstellen. Eine Lebensverlängerung der Betroffenen ließ sich zwar in bestimmten Subgruppen rechnerisch ermitteln, gilt jedoch nach wie vor nach den Kriterien der evidenzbasierten Medizin als nicht nachgewiesen. Wann mit einer Behandlung angefangen wird, ist nicht genau definiert, doch mit Vorhandensein von Osteolysen oder Symptomen der Osteoporose wird in der Regel damit begonnen. Selbst wenn man heute eine monoklonale Gammopathie unklarer Signifikanz oft sehr frühzeitig diagnostizieren kann, gibt es keine Studien, die beispielsweise beweisen würden, dass mit Einsetzen eines Anstiegs von Knochenresorptionsmarkern eine Bisphosphonatbehandlung gerechtfertigt sei. Allerdings ist das Vorhandensein einer solchen Gammopathie Indikation und Anlass genug, um knochenrelevante klinische Parameter engmaschig zu verfolgen. Die ausgezeichnete Datenlage durch Studien bei der Verfolgung der Wirkung von Aminobisphosphonaten bei dieser Indikation hat dazu geführt, dass schon mehrfach in den Leitlinien der ASCO (American Society of Clinical Oncology) die Empfehlung zur Anwendung von Bisphosphonaten ausgesprochen wurde (Berenson et al. 1996 und 2002, Mundy 2002, Rosen et al. 2003, Ross et al. 2004).

▌ **Mammakarzinom.** Das Mammakarzinom metastasiert sehr häufig in den Knochen. Hinzu kommt, dass hormonablative Maßnahmen beim Mammakarzinom Bestandteil der therapeutischen Strategie sind. Einige Chemotherapieschemata führen bei prämenopausalen Frauen zu einer frühzeitigen Menopause. Sehr potente Aromatasehemmer inhibieren die Produktion von Östrogenen bis auf ein nicht messbares Restminimum. Aus dieser Hormonmangelsituation ergibt sich das hohe Risiko einer therapieinduzierten Osteoporose, auf deren Boden maligne Manifestationen des Tumorleidens im Knochen umso häufiger Komplikationen verursachen. Es ist in vielen exzellenten Studien belegt, dass durch Therapie mit Bisphosphonaten die Lebensqualität der Patientinnen verbessert werden kann, Schmerzen vermindert werden, die Anzahl der knochenrelevanten Ereignisse reduziert und das Auftreten der ersten Skelettkomplikation wesentlich verzögert wird (Elomaa et al. 1995, Hortobagyi et al. 1996 und 1998, Diel et al. 1998 und 2004, Theriault et al. 1999, Lipton et al. 2000, Lipton 2003, Coleman 2002, Major et al. 2002, Hillner et al. 2003, Body et al. 2003 und 2004, Rosen et al. 2002, 2003 und 2004, Ross et al. 2004, Clamp et al. 2004, Carr et al. 2004, Weinfurt et al. 2004, Westermann 2004). In Kombination mit Chemotherapie bzw. Hormontherapie des Mammakarzinoms lassen sich die knöchernen Manifestationen des Tumorleidens zudem offensichtlich besser therapieren. Die Studien haben eine sehr gute Wirkung für Clodronat und die modernen Aminobisphosphonate gezeigt. Strittig ist die Frage, inwiefern gleichzeitig das Auftreten viszeraler Metastasen durch diese Behandlung vermindert wird (Diel et al. 1998, Yoneda et al. 2004). Phänomene der Inhibition der Tumoradhäsion im Knochen nach Vorbehandlung mit Bisphosphonaten haben zu der Hypothese geführt, dass man durch eine präventive Bisphosphonatbehandlung das Angehen von Metastasen bei Hochrisikopatientinnen verhindern könne. Dabei ist die erste Schwierigkeit die Definition des hohen Risikos. In einer hierzu durchgeführten Studie von Diel und Mitarbeitern wurde der Nachweis von Mikrometastasen im Knochenmark zur Definition des hohen Risikos genutzt (Diel et al. 1998). Derzeit laufen Studien zur Frage der Wirksamkeit einer präventiven Behandlung, denn bis dato gibt es noch keine wirklich evidenzbasierten Daten, um generell eine Präventivstrategie zu empfehlen. Dies schlägt sich in den Schlussfolgerungen der kürzlich erneuerten Leitlinien der American Society of Clinical Oncology und in der aktuellen Cochrane-Analyse nieder (Pavlakis et al. 2002, Hillner et al. 2003).

▮ **Prostatakarzinom.** Das Prostatakarzinom verursacht bei Metastasierung häufig gemischte osteolytische und osteoblastische Metastasen im Knochen (Keller et al. 2004). Auch hier führen hormonablative Maßnahmen zum Knochenverlust und zur therapieassoziierten Osteoporose (Higano 2003, Smith 2003 und 2004, Smith et al. 2003, Chang et al. 2003). Der Verlauf ist geprägt von Knochenschmerzen und skelettalen Komplikationen. Die Indikation für eine Bisphosphonatbehandlung war aufgrund der gemischt osteolytischen/osteoblastischen Metastasen bisher umstritten. Aus der Pathophysiologie lässt sich jedoch erklären, dass die Verhinderung der Freisetzung von Wachstumsfaktoren aus der Knochenmatrix durch die Osteoklasten einerseits und die Verhinderung der Freisetzung osteoblastenstimulierender Eiweiße aus den Tumorzellen andererseits eine Bisphosphonattherapie rechtfertigen (Body 2003, Corey et al. 2003). In letzter Zeit wurden besonders mit Zoledronat exzellente präklinische und klinische Daten publiziert, aus denen geschlossen werden kann, dass die Bisphosphonatbehandlung beim metastasierenden Prostatakarzinom die Lebensqualität der Patienten erheblich verbessert, die skelettbezogenen Ereignisse deutlich reduziert und das Auftreten von skelettbezogenen Problemen und Komplikationen signifikant verzögert (Corey et al. 2003, Dearnaley et al. 2003, Heidenreich 2003, Fournier et al. 2002, Saad 2002, Saad et al. 2002 und 2004, Brown et al. 2004, Coxon et al. 2004). Zudem geben die präklinischen Daten Hinweise auf eine Antitumoraktivität von Bisphosphonaten in der Zellkultur und im Tierversuch, denen man sicher weiter nachgehen wird.

▮ **Andere solide Tumoren.** Aktuelle klinische Studien zeigen, dass auch die knöchernen Manifestationen anderer solider Tumoren durch eine Bisphosphonatbehandlung positiv beeinflusst werden können und dass die Lebensqualität der so behandelten Patientinnen und Patienten deutlich verbessert werden kann. Hierzu existieren nach neueren Berichten Daten für das Bronchialkarzinom, das Nierenzellkarzinom und das kolorektale Karzinom (Saad et al. 2002, Lipton et al. 2003 und 2004, Rosen et al. 2002, 2003 und 2004, Adiga et al. 2004). Es zeichnet sich somit ab, dass sich die Ergebnisse aus den Studien für das Mammakarzinom und das multiple Myelom nahezu generalisiert auf alle malignen Knochenmanifestationen anwenden lassen.

▮ **Kombination mit anderen Verfahren.** Trotz der Erfolge der Bisphosphonatbehandlung bedürfen maligne Manifestationen im Bereich des Skeletts und deren mögliche Komplikationen in Form von pathologischer Fraktur und Hyperkalzämie selbstverständlich auch einer spezifischen Tumorbehandlung und müssen in das onkologische Konzept mit einbezogen werden. Eine frühzeitige Beratung mit Experten der Strahlentherapie ist dringlich anzuraten. Es gibt relevante präklinische und klinische Daten über die kombinierte Behandlung von Knochenmetastasen mit Bisphosphonaten und Radiotherapie (Frassica 2003, Falkmer et al. 2003, Hoskin 2003, Krempien et al. 2003, Koulalias et al. 2003 und 2004) sowie neue Bestrahlungsverfahren (Liepe et al. 2003, Scheffler et al. 2003, Zhang et al. 2003, Pandit-Taskar et al. 2004, Enright et al. 2004). Auch eine Kontaktaufnahme mit erfahrenen operativ tätigen Ärzten ist sinnvoll, um notwendige operative Stabilisierungsverfahren zur rechten Zeit ins Auge zu fassen (Healey et al. 2000, Damron et al. 2000, Swanson et al. 2000). Die Betreuung der Patientinnen und Patienten mit Tumorleiden einerseits und speziell derjenigen mit knöchernen Manifestationen erfordert ein interdisziplinäres Konzept, bei dem der Onkologe die Steuerung der spezifischen Tumortherapie überwacht und Internisten/Endokrinologen, Strahlentherapeuten und Orthopäden/Unfallchirurgen mit ins Konzept einbezogen werden.

Präklinische und klinische Befunde weisen darauf hin, dass in der Kombination von tumorspezifischen Therapien (Chemotherapie und [Anti-]Hormontherapie) mit Bisphosphonaten ein Potenzial steckt, das weitere Studien herausarbeiten müssen (Berenson et al. 1996, Magnetto et al. 1999, Fournier et al. 2002, Croucher et al. 2003, Hiraga et al. 2003, Yano et al. 2003, Clezardin et al. 2003, Witters et al. 2003, Dumon et al. 2004).

▮ Literatur

Adiga GU, Dutcher JP, Larkin M, Garl S, Koo J (2004) Characterization of bone metastases in patients with renal cell cancer. BJU Int 93(9):1237–1240

Berenson JR, Lichtenstein A, Porter L, Dimopoulos MA, Bordoni R, George S, Lipton A, Keller A, Ballester O, Kovacs MJ, Blacklock HA, Bell R, Simeone J, Reitsma DJ, Heffernan M, Seaman J, Knight RD (1996) Efficacy of pamidronate in reducing sceletal events in patients with advanced multiple myeloma. N Engl J Med 334:488–493

Berenson JR, Hillner BE, Kyle RA, Anderson K, Lipton A, Yee GC, Biermann JS (2002) American Society of Clinical Oncology Bisphosphonates Expert Panel. American Society of Clinical Oncology clinical practice guidelines: the role of bisphosphonates in multiple myeloma. J Clin Oncol 20(17):3719–3736

Berenson JR (2002) Treatment of Hypercalcemia of Malignancy With Bisphosphonates. Sem Oncol 29(6) Suppl 21:12–18

Berenson J, Hirschberg R (2004) Safety and convenience of a 15-minute infusion of zoledronic acid. Oncologist 9(3):319–329

Bezzi M, Hasmim M, Bieler G, Dormond O, Ruegg C (2003) Zoledronate sensitizes endothelial cells to tumor necrosis factor-induced programmed cell death: evidence for the suppression of sustained activation of focal adhesion kinase and protein kinase B/Akt. J Biol Chem 278(44):43603–43614. Epub 2003 Aug 20

Bodine PV, Zhao W, Kharode YP, Bex FJ, Lambert AJ, Goad MB, Gaur T, Stein GS, Lian JB, Komm BS (2004) The Wnt Antagonist Secreted Frizzled-Related Protein-1 is a Negative Regulator of Trabecular Bone Formation in Adult Mice. Mol Endocrinol 18(5):1222–1237

Body JJ, Diel IJ, Bell R, Pecherstorfer M, Lichinitser MR, Lazarev AF, Tripathy D, Bergstrom B (2004) Oral ibandronate improves bone pain and preserves quality of life in patients with skeletal metastases due to breast cancer. Pain 111(3):306–312

Body JJ, Diel IJ, Lichinitser MR, Kreuser ED, Dornoff W, Gorbunova VA, Budde M, Bergstrom B (2003) MF 4265 Study Group. Intravenous ibandronate reduces the incidence of skeletal complications in patients with breast cancer and bone metastases. Ann Oncol 14(9):1399–1405

Body JJ, Diel IJ, Lichinitzer M, Lazarev A, Pecherstorfer M, Bell R, Tripathy D, Bergstrom B (2004) Oral ibandronate reduces the risk of skeletal complications in breast cancer patients with metastatic bone disease: results from two randomised, placebo-controlled phase III studies. Br J Cancer 90:1133–1137

Body JJ, Mancini I (2003) Treatment of tumor-induced hypercalcemia: a solved problem? Expert Rev Anticancer Ther 3(2):241–246

Body JJ (2003) Rationale for the use of bisphosphonates in osteoblastic and osteolytic bone lesions. Breast 12(Suppl 2):S37–44

Brown JE, Neville-Webbe H, Coleman RE (2004) The role of bisphosphonates in breast and prostate cancers. Endocr Relat Cancer 11(2):207–224

Campbell PG, Andress DL (1997) Insulin-like growth factor (IGF)-binding protein-5-(201-218) region regulates hydroxyapatite and IGF-I binding. Am J Physiol 273(5 Pt 1):E1005–1013

Carr DB, Goudas LC, Balk EM, Bloch R, Ioannidis JP, Lau J (2004) Evidence report on the treatment of pain in cancer patients. J Natl Cancer Inst Monogr. (32):23–31

Chang CH, Tsai CS, Jim YF, Wu HC, Lin CC, Kao A (2003) Lumbar bone mineral density in prostate cancer patients with bone metastases. Endocr Res 29(2):177–182

Cheng YY, Huang L, Lee KM, Li K, Kumta SM (2004) Alendronate regulates cell invasion and MMP-2 secretion in human osteosarcoma cell lines. Pediatr Blood Cancer 42(5):410–415

Clamp A, Danson S, Nguyen H, Cole D, Clemons M (2004) Assessment of therapeutic response in patients with metastatic bone disease. Lancet Oncol 5(10):607–616

Clezardin P, Fournier P, Boissier S, Peyruchaud O (2003) In vitro and in vivo antitumor effects of bisphosphonates. Curr Med Chem 10(2):173–180

Cohen SB (2004) An update on bisphosphonates. Curr Rheumatol Rep 6(1):59–65

Coleman RE (2004) Bisphosphonates: clinical experience. Oncologist 9 Suppl 4:14–27

Coleman RE (2002) Efficacy of Zoledronic Acid and Pamidronate in Breast Cancer Patients: A Comparative Analysis of Randomized Phase III Trials. Am J Clin Oncol (CCT) 25(6 Suppl 1):S25–S31

Conte P, Guarneri V (2004) Safety of intravenous and oral bisphosphonates and compliance with dosing regimens. Oncologist 9 Suppl 4:28–37

Corey E, Brown LG, Quinn JE, Poot M, Roudier MP, Higano CS, Vessella RL (2003) Zoledronic Acid Exhibits Inhibitory Effects on Osteoblastic and Osteolytic Metastases of Prostate Cancer. Clin Cancer Res 9:295–306

Coxon JP, Oades GM, Colston KW, Kirby RS (2004) Advances in the use of bisphosphonates in the prostate cancer setting. Prostate Cancer Prostatic Dis 7(2):99–104

Croucher P, Jagdev S, Coleman R (2003) The anti-tumor potential of zoledronic acid. The Breast (Suppl 2):30–36

Dallas SL, Rosser JL, Mundy GR, Bonewald LF (2002) Proteolysis of latent transforming growth factor-beta (TGF-beta)-binding protein-1 by osteoclasts. A cellular mechanism for release of TGF-beta from bone matrix. J Biol Chem 14 277(24):21352–21360

Damron TA, Sim FH (2000) Surgical treatment for metastatic disease of the pelvis and the proximal end of the femur. Instr Course Lect 49:461–470

Dearnaley DP, Sydes MR, Mason MD, Stott M, Powell CS, Robinson AC, Thompson PM, Moffat LE, Naylor SL, Parmar MK (2003) Mrc Pr05 Collaborators. A double-blind, placebo-controlled, randomized trial of oral sodium clodronate for metastatic prostate cancer (MRC PR05 Trial). J Natl Cancer Inst 95(17):1300–1311

Demers LM, Costa L, Lipton A (2003) Biochemical markers and skeletal metastases. Clin Orthop (415 Suppl):S138–147

Dicuonzo G, Vincenzi B, Santini D, Avvisati G, Rocci L, Battistoni F, Gavasci M, Borzomati D, Coppola R, Tonini G (2003) Fever after zoledronic acid administration is due to increase in TNF-alpha and IL-6. J Interferon Cytokine Res 23(11):649–654

Diel IJ, Solomayer EF, Costa SD, Gollan C, Goerner R, Wallwiener D, Kaufmann M, Bastert G (1998) Reduction in new metastases in breast cancer with adjuvant clodronate treatment. N Engl J Med 339(6):357–363

Diel IJ, Solomayer EF, Seibel MJ, Pfeilschifter J, Maisenbacher H, Gollan C, Pecherstorfer M, Conradi R, Kehr G, Boehm E, Armbruster FP, Bastert G (1999) Serum bone sialoprotein in patients with primary breast cancer is a prognostic marker for subsequent bone metastasis. Clin Cancer Res 5(12):3914–3919

Diel IJ, Body JJ, Lichinitser MR, Kreuser ED, Dornoff W, Gorbunova VA, Budde M, Bergstrom B (2004) MF 4265 Study Group. Improved quality of life after long-term treatment with the bisphosphonate ibandronate in patients with metastatic bone disease due to breast cancer. Eur J Cancer 40(11):1704–1712

Djulbegovic B, Wheatley K, Ross J, Clark O, Bos G, Goldschmidt H, Cremer F, Alsina M, Glasmacher A (2002) Bisphosphonates in multiple myeloma. Cochrane Database Syst Rev (3):CD003188

Dumon JC, Journe F, Kheddoumi N, Lagneaux L, Body JJ (2004) Cytostatic and apoptotic effects of bisphosphonates on prostate cancer cells. Eur Urol 45(4):521–528

Elomaa I, Blomqvist C (1995) Clodronate and other biophosphonates as supportive therapy in osteolysis due to malignancy. Acta Oncol 34:629–636

Enright K, Clemons M, Chow E (2004) Utilization of palliative radiotherapy for breast cancer patients with bone metastases treated with bisphosphonates-Toronto Sunnybrook Regional Cancer Centre experience. Support Care Cancer 12(1):48–52. Epub 2003 Oct 24

Falkmer U, Jarhult J, Wersall P, Cavallin-Stahl E (2003) A systematic overview of radiation therapy effects in skeletal metastases. Acta Oncol 42(5-6):620–633

Ferrari SL, Deutsch S, Choudhury U, Chevalley T, Bonjour JP, Dermitzakis ET, Rizzoli R, Antonarakis SE (2004) Polymorphisms in the Low-Density Lipoprotein Receptor-Related Protein 5 (LRP5) Gene Are Associated with Variation in Vertebral Bone Mass, Vertebral Bone Size, and Stature in Whites. Am J Hum Genet 74(5):866–875

Fleisch H, Russel RGG, Francis MD (1969) Diphosphonates inhibit hydroxyapatite dissolution in vitro and bone resorption in tissue culture and in vivo. Science 165:1262–1264

Fohr B, Dunstan CR, Seibel MJ (2003) Clinical review 165: Markers of bone remodeling in metastatic bone disease. J Clin Endocrinol Metab 88(11):5059–5075

Foo SS, Ramdave S, Berlangieri SU, Scott AM (2004) Detection of occult bone metastases of lung cancer with fluorine-18 fluorodeoxyglucose positron emission tomography. Australas Radiol 48(2):214–216

Fournier P, Boissier S, Filleur S, Guglielmi J, Cabon F, Colombel M, Clézardin P (2002) Bisphosphonates Inhibit Angiogenesis in Vitro and Testosterone-stimulated Vascular Regrowth in the Ventral Prostate in Castrated Rats. Cancer Res 62:6538–6544

Frassica DA (2003) General principles of external beam radiation therapy for skeletal metastases. Clin Orthop (415 Suppl):S158–164

Garcia JR, Simo M, Perez G, Soler M, Lopez S, Setoain X, Lomena F (2003) 99mTc-MDP bone scintigraphy and 18F-FDG positron emission tomography in lung and prostate cancer patients: different affinity between lytic and sclerotic bone metastases. Eur J Nucl Med Mol Imaging 30(12):1714. Epub 2003 Nov 19

Green JR, Clezardin P (2002) Mechanisms of bisphosphonate effects on osteoclasts, tumor cell growth, and metastasis. Am J Clin Oncol 25(6 Suppl 1):S3–9

Green JR (2004) Bisphosphonates: Preclinical Review The Oncologist 9(Suppl 4):3–13

Guise TA, Mohammad KS (2004) Endothelins in bone cancer metastases. Cancer Treat Res 118:197–212

Hamaoka T, Madewell JE, Podoloff DA, Hortobagyi GN, Ueno NT (2004) Bone imaging in metastatic breast cancer. J Clin Oncol 22(14):2942–2953

Healey JH, Brown HK (2000) Complications of bone metastases: surgical management. Cancer 88(12 Suppl):2940–2951

Heidenreich A (2003) Bisphosphonates in the management of metastatic prostate cancer. Oncology 65(Suppl 1):5–11

Heymann D, Ory B, Gouin F, Green JR, Redini F (2004) Bisphosphonates: new therapeutic agents for the treatment of bone tumors. Trends Mol Med 10(7):337–343

Higano CS (2003) Bone loss and the evolving role of bisphosphonate therapy in prostate cancer. Urol Oncol 21(5):392–398

Hillner BE, Ingle JN, Chlebowski RT, Gralow J, Yee GC, Janjan NA, Cauley JA, Blumenstein BA, Albain KS, Lipton A, Brown S (2003) American Society of Clinical Oncology. American Society of Clinical Oncology 2003 update on the role of bisphosphonates and bone health issues in women with breast cancer. J Clin Oncol 21(21):4042–4057. Epub 2003 Sep 08.

Hiraga T, Ueda A, Tamura D, Hata K, Ikeda F, Williams PJ, Yoneda T (2003) Effects of oral UFT combined with or without zoledronic acid on bone metastasis in the 4T1/luc mouse breast cancer. Int J Cancer 106(6):973–979

Hiraga T, Williams PJ, Mundy GR, Yoneda T (2001) The Bisphosphonate Ibandronate Promotes Apoptosis in MDA-MB-231 Human Breast Cancer Cells in Bone Metastases. Cancer Res 61:4418–4424

Hiraga T, Williams PJ, Ueda A, Tamura D, Yoneda T (2004) Zoledronic acid inhibits visceral metastases in the 4T1/luc mouse breast cancer model. Clin Cancer Res 10(13):4559–4567

Hortobagyi GN, Theriault RL, Lipton A, Porter L, Blayney D, Sinoff C, Wheeler H, Simeone JF, Seaman JJ, Knight RD, Heffernan M, Mellars K, Reitsma DJ (1998) Long-term prevention of skeletal complications of metastatic breast cancer with pamidronate. Protocol 19 Aredia Breast Cancer Study Group. J Clin Oncol 16(6):2038–2044

Hortobagyi GN, Theriault RL, Porter L, Blayney D, Lipton A, Sinoff C, Wheeler H, Simeone JF, Seaman J, Knight RD, Heffernan M, Reitsma DJ (1996) Efficacy of pamidronate in reducing skeletal complications in patients with breast cancer and lytic bone metastases. N Engl J Med 335:1785–1791

Hoskin PJ (2003) Bisphosphonates and radiation therapy for palliation of metastatic bone disease. Cancer Treat Rev 29(4):321–327

Hou MF, Lin SB, Yuan SS, Tsai LY, Tsai SM, Hsieh JS, Huang TJ (2002) Diagnostic value of urine deoxy-pyridinoline for detecting bone metastases in breast cancer patients. Ann Clin Lab Sci 33(1):55–61

Katagiri T, Takahashi N (2002) Regulatory mechanisms of osteoblast and osteoclast differentiation. Oral Dis 8(3):147–159

Keller ET, Brown J (2004) Prostate cancer bone metastases promote both osteolytic and osteoblastic activity. J Cell Biochem 91(4):718–729

Khosla S (2001) Minireview: the OPG/RANKL/RANK system. Endocrinology 142(12):5050–5055

Kouloulias V, Matsopoulos G, Kouvaris J, Dardoufas C, Bottomley A, Varela M, Uzunoglu N, Antypas C, Metafa A, Moulopoulos A, Sandilos P, Vlahos L (2003) Radiotherapy in conjunction with intravenous infusion of 180 mg of disodium pamidronate in management of osteolytic metastases from breast cancer: clinical evaluation, biochemical markers, quality of life, and monitoring of recalcification using assessments of gray-level histogram in plain radiographs. Int J Radiat Oncol Biol Phys 57(1):143–157

Kouloulias VE, Kouvaris JR, Mystakidou K, Varela MN, Kokakis J, Pistevou-Gombaki K, Balafouta M, Gennatas C, Vlahos LJ (2004) Duration of bisphosphonate treatment: results of a non-randomised study in patients previously treated with local irradiation for bone metastases from breast cancer. Curr Med Res Opin 20(6):819–826

Krempien R, Huber PE, Harms W, Treiber M, Wannenmacher M, Krempien B (2003) Combination of early bisphosphonate administration and irradiation leads to improved remineralization and restabilization of osteolytic bone metastases in an animal tumor model. Cancer 98(6):1318–1324

Kronenberg HM (2003) Developmental regulation of the growth plate. Nature 423(6937):332–336

Kunzmann V, Bauer E, Feurle J, Weissinger F, Tony HP, Wilhelm M (2000) Stimulation of gammadelta T cells by aminobisphosphonates and induction of antiplasma cell activity in multiple myeloma. Blood 96(2):384–392

Liepe K, Kropp J, Runge R, Kotzerke J (2003) Therapeutic efficiency of rhenium-188-HEDP in human prostate cancer skeletal metastases. Br J Cancer 89(4):625–629

Lipton A, Colombo-Berra A, Bukowski RM, Rosen L, Zheng M, Urbanowitz G (2004) Skeletal complications in patients with bone metastases from renal cell carcinoma and therapeutic benefits of zoledronic acid. Clin Cancer Res 10(18 Pt 2):6397S–6403S

Lipton A, Theriault RL, Hortobagyi GN, Simeone J, Knight RD, Mellars K, Reitsma DJ, Heffernan M, Seaman JJ (2000) Pamidronate prevents skeletal complications and is effective palliative treatment in women with breast carcinoma and osteolytic bone metastases: long term follow-up of two randomized, placebo-controlled trials. Cancer 88(5):1082–1090

Lipton A, Zheng M, Seaman J (2003) Zoledronic acid delays the onset of skeletal-related events and progression of skeletal disease in patients with advanced renal cell carcinoma. Cancer 98(5):962–969

Lipton A (2003) Bisphosphonate therapy in the oncology setting. Expert Opin Emerg Drugs 8(2):469–488

Lipton A (2003) Bisphosphonates and metastatic breast cancer. Cancer 97(3 Suppl):848–853

Lipton A (2004) Pathophysiology of bone metastases: how this knowledge may lead to therapeutic intervention. J Support Oncol 2(3):205–213; discussion 213–214, 216–217, 219–220

Lipton A (2004) Toward new horizons: the future of bisphosphonate therapy. Oncologist 9(Suppl 4):38–47

Love C, Din AS, Tomas MB, Kalapparambath TP, Palestro CJ (2003) Radionuclide bone imaging: an illustrative review. Radiographics 23(2):341–358

Maffioli L, Florimonte L, Pagani L, Butti I, Roca I (2004) Current role of bone scan with phosphonates in the follow-up of breast cancer. Eur J Nucl Med Mol Imaging 31(Suppl 1):S143–148. Epub 2004 Apr 16

Magnetto S, Boissier S, Delmas PD, Clezardin P (1999) Additive antitumor activities of Taxoids in combination with the bisphosphonate ibandronate against invasion and adhesion of human breast cancer cells to bone. Int J Cancer 83:263–269

Major P, Lortholary A, Hon J, Abdi E, Mills G, Menssen HD, Yunus F, Bell R, Body J, Quebe-Fehling E, Seaman J (2001) Zoledronic acid is superior to pamidronate in the treatment of hypercalcemia of malignancy: a pooled analysis of two randomized, controlled clinical trials. J Clin Oncol 19(2):558–567

Major P (2002) The use of zoledronic acid, a novel, highly potent bisphosphonate, for the treatment of hypercalcemia of malignancy. Oncologist 7(6):481–491

Major PP, Coleman RE (2001) Zoledronic acid in the treatment of hypercalcemia of malignancy: Results of the international clinical development program Seminars in Oncology 28(2 Suppl 6):17–24

Major PP, Cook R (2002) Efficacy of bisphosphonates in the management of skeletal complications of bone metastases and selection of clinical endpoints. Am J Clin Oncol 25(6 Suppl 1):S10–18

Mancini I, Dumon JC, Body JJ (2004) Efficacy and safety of ibandronate in the treatment of opioid-resistant bone pain associated with metastatic bone disease: a pilot study. J Clin Oncol 22(17):3587–3592

Montague R, Hart CA, George NJ, Ramani VA, Brown MD, Clarke NW (2004) Differential inhibition of invasion and proliferation by bisphosphonates: antimetastatic potential of Zoledronic acid in prostate cancer. Eur Urol 46(3):389–401

Montemurro F, Russo F, Martincich L, Cirillo S, Gatti M, Aglietta M, Regge D (2004) Dynamic contrast enhanced magnetic resonance imaging in monitoring bone metastases in breast cancer patients receiving bisphosphonates and endocrine therapy. Acta Radiol 45(1):71–74

Mundy GR (2002) Metastasis to bone: causes, consequences and therapeutic opportunities. Nat Rev Cancer 2(8):584–593

Neudert M, Fischer C, Krempien B, Bauss F, Seibel MJ (2003) Site-specific human breast cancer (MDA-MB-231) metastases in nude rats: model characterisation and in vivo effects of ibandronate on tumour growth. Int J Cancer 107(3):468–477

Oades GM, Senaratne SG, Clarke IA, Kirby RS, Colston KW (2003) Nitrogen containing bisphosphonates induce apoptosis and inhibit the mevalonate pathway, impairing Ras membrane localization in prostate cancer cells. J Urol 170(1):246–252

Pandit-Taskar N, Batraki M, Divgi CR (2004) Radiopharmaceutical therapy for palliation of bone pain from osseous metastases. J Nucl Med 45(8):1358–1365

Pavlakis N, Stockler M (2002) Bisphosphonates for breast cancer. Cochrane Database Syst Rev (1):CD003474

Pecherstorfer M, Diel IJ (2004) Rapid administration of ibandronate does not affect renal functioning: evidence from clinical studies in metastatic bone disease and hypercalcaemia of malignancy. Support Care Cancer [Epub ahead of print]

Perry CM, Figgitt DP (2004) Zoledronic acid: a review of its use in patients with advanced cancer. Drugs 64(11):1197–211

Purohit OP, Radstone CR, Anthony C, Kanis JA, Coleman RE (1995) A randomised double-blind comparison of intravenous pamidronate and clodronate in the hypercalcaemia of malignancy. Br J Cancer 72:1289–1293

Reszka AA, Rodan GA (2004) Nitrogen-containing biophosphonate mechanism of action. Mini Rev Med Chem 4(7):711–719

Rodan GA, Fleisch HA (1996) Bisphosphonates: mechanisms of action. J Clin Invest 97:2692–2696

Rogers MJ (2004) From Molds and Macrophages to Mevalonate: A Decade of Progress in understanding the Molecular Mode of Action of Bisphosphonates. Calcif Tissue Int [Epub ahead of print]

Rogers MJ (2003) New insights into the molecular mechanisms of action of bisphosphonates. Curr Pharm Des 9(32):2643–2658

Roodman GD (2004) Mechanisms of bone metastasis. N Engl J Med 350(16):1655–1664

Rosen L, Harland SJ, Oosterlinck W (2002) Broad Clinical Activity of Zoledronic Acid in Osteolytic to Osteoblastic Bone Lesions in Patients With a Broad Range of Solid Tumors. Am J Clin Oncol (CCT) 25(6 Suppl 1):S19–S24

Rosen LS, Gordon D, Kaminski M, Howell A, Belch A, Mackey J, Apffelstaedt J, Hussein MA, Coleman RE, Reitsma DJ, Chen BL, Seaman JJ (2003) Long-Term Efficacy and Safety of Zoledronic Acid Compared with Pamidronate Disodium in the Treatment of Skeletal Complications in Patients with Advanced Multiple Myeloma or Breast Carcinoma. A Randomized, Double-Blind, Multicenter, Comparative Trial. Cancer 98(8):1735–1744

Rosen LS, Gordon D, Tchekmedyian NS, Yanagihara R, Hirsh V, Krzakowski M, Pawlicki M, de Souza P, Zheng M, Urbanowitz G, Reitsma D, Seaman J (2004) Long-Term Efficacy and Safety of Zoledronic Acid in the Treatment of Skeletal Metastases in Pa-

tients with Nonsmall Cell Lung Carcinoma and Other Solid Tumors. *A Randomized, Phase III, Double-Blind, Placebo-Controlled Trial.* Cancer 100(12):2613–2621

Rosen LS, Gordon D, Tchekmedyian S, Yanagihara R, Hirsh V, Krzakowski M, Pawlicki M, De Souza P, Zheng M, Urbanowitz G, Reitsma D, Seaman JJ (2003) Zoledronic acid versus placebo in the treatment of skeletal metastases in patients with lung cancer and other solid tumors: A phase III, double-blind, randomized trial – The zoledronic acid lung cancer and other solid tumors study group. J Clin Oncol 21(16):3150–3157

Rosen LS, Gordon DH, Dugan W Jr et al. (2004) Zoledronic acid is superior to pamidronate for the treatment of bone metastases in breast carcinoma patients with at least one osteolytic lesion. Cancer 100:36–43

Rosen LS (2004) New generation of bisphosphonates: broad clinical utility in breast and prostate cancer. Oncology (Huntingt) 18(5 Suppl 3):26–32

Ross JR, Saunders Y, Edmonds PM, Patel S, Wonderling D, Normand C, Broadley K (2004) A systematic review of the role of bisphosphonates in metastatic disease. Health Technology Assessment 8(4)1–192

Russell RGG, Rogers MJ (1999) Bisphosphonates: From the Laboratory to the Clinic and Back Again. Bone 25(1):97–106

Saad F, Gleason DM, Murray R, Tchekmedyian S, Venner P, Lacombe L, Chin JL, Vinholes JJ, Goas JA, Chen B (2002) Zoledronic Acid Prostate Cancer Study Group. A randomized, placebo-controlled trial of zoledronic acid in patients with hormone-refractory metastatic prostate carcinoma. J Natl Cancer Inst 94(19):1458–1468

Saad F, Gleason DM, Murray R, Tchekmedyian S, Venner P, Lacombe L, Chin JL, Vinholes JJ, Goas JA, Zheng M (2004) Zoledronic Acid Prostate Cancer Study Group. Long-term efficacy of zoledronic acid for the prevention of skeletal complications in patients with metastatic hormone-refractory prostate cancer. J Natl Cancer Inst 96(11):879–882

Saad F, Schulman CC (2004) Role of bisphosphonates in prostate cancer. Eur Urol 45(1):26–34

Saad F (2002) Treatment of bone complications in advanced prostate cancer: rationale for bisphosphonate use and results of a phase III trial with zoledronic acid. Semin Oncol 29(6 Suppl 21):19–27

Saad F (2002) Zoledronic acid significantly reduces pathologic fractures in patients with advanced-stage prostate cancer metastatic to bone. Clin Prostate Cancer 1(3):145–152

Santini D, Fratto ME, Vincenzi B, La Cesa A, Dianzani C, Tonini G (2004) Bisphosphonate effects in cancer and inflammatory diseases: in vitro and in vivo modulation of cytokine activities. Bio Drugs 18(4):269–278

Santini D, Vespasiani Gentilucci U, Vincenzi B, Picardi A, Vasaturo F, La Cesa A, Onori N, Scarpa S, Tonini G (2003) The antineoplastic role of bisphosphonates: from basic research to clinical evidence. Ann Oncol 14(10):1468–1476

Santini D, Vincenzi B, Dicuonzo G, Avvisati G, Massacesi C, Battistoni F, Gavasci M, Rocci L, Tirindelli MC, Altomare V, Tocchini M, Bonsignori M, Tonini G (2003) Zoledronic acid induces significant and long-lasting modifications of circulating angiogenic factors in cancer patients. Clin Cancer Res 9(8):2893–2897

Scheffler J, Derejko M, Bandurski T, Romanowicz G (2003) Application of rhenium-188 HEDP in bone metastases therapy. Nucl Med Rev Cent East Eur 6(1):55–57

Schutze N, Lechner A, Groll C, Siggelkow H, Hüfner M, Köhrle J, Jakob F (1998) The human analog of murine cystein rich protein 61 [correction of 16] is a 1alpha,25-dihydroxyvitamin D3 responsive immediate early gene in human fetal osteoblasts: regulation by cytokines, growth factors, and serum. Endocrinology 139(4):1761–1770

Seibel MJ, Koeller M, Van der Velden B, Diel I (2002) Long-term variability of bone turnover markers in patients with non-metastatic breast cancer. Clin Lab 48(11–12):579–582

Seibel MJ, Koeller M, Van der Velden B, Diel I (2002) Markers of bone turnover do not predict bone metastases in breast cancer. Clin Lab 48(11–12):583–588

Sloan EK, Anderson RL (2002) Genes involved in breast cancer metastasis to bone. Cell Mol Life Sci 59(9):1491–1502

Smith MR, Eastham J, Gleason DM, Shasha D, Tchekmedyian S, Zinner N (2003) Randomized controlled trial of zoledronic acid to prevent bone loss in men receiving androgen deprivation therapy for nonmetastatic prostate cancer. J Urol 169(6):2008–2012

Smith MR (2003) Bisphosphonates to prevent skeletal complications in men with metastatic prostate cancer. J Urol 170(6 Pt 2):S55–57

Smith MR (2004) Osteoclast-targeted Therapy for Prostate Cancer. Curr Treat Options Oncol 5(5):367–375

Stewart DA, Cooper CR, Sikes RA (2004) Changes in extracellular matrix (ECM) and ECM-associated proteins in the metastatic progression of prostate cancer. Reprod Biol Endocrinol 2(1):2

Swanson KC, Pritchard DJ, Sim FH (2000) Surgical treatment of metastatic disease of the femur. J Am Acad Orthop Surg 8(1):56–65

Taichman R, Reilly M, Verma R, Ehrenman K, Emerson S (2001) Hepatocyte growth factor is secreted by osteoblasts and cooperatively permits the survival of haematopoietic progenitors. Br J Haematol 112(2):438–448

Terpos E, Rahemtulla A (2004) Bisphosphonate treatment for multiple myeloma. Drugs Today (Barc) 40(1):29–40

Theriault RL, Lipton A, Hortobagyi GN, Leff R, Gluck S, Stewart JF, Costello S, Kennedy I, Simeone J, Seaman JJ, Knight RD, Mellars K, Heffernan M, Reitsma DJ (1999) Pamidronate reduces skeletal morbidity in women with advanced breast cancer and lytic bone lesions: a randomized, placebo-controlled trial. Protocol 18 Aredia Breast Cancer Study Group. J Clin Oncol 17(3):846–854

Troen BR (2003) Molecular mechanisms underlying osteoclast formation and activation. Exp Gerontol 38(6):605–614

Valleala H, Hanemaaijer R, Mandelin J, Salminen A, Teronen O, Monkkonen J, Konttinen YT (2003) Regulation of MMP-9 (gelatinase B) in activated human monocyte/macrophages by two different types of bisphosphonates. Life Sci 73(19):2413–2420

Viereck V, Emons G, Lauck V, Frosch KH, Blaschke S, Grundker C, Hofbauer LC (2002) Bisphosphonates pamidronate and zoledronic acid stimulate osteoprotegerin production by primary human osteoblasts. Biochem Biophys Res Commun 291(3):680–686

Weinfurt KP, Castel LD, Li Y, Timbie JW, Glendenning GA, Schulman KA (2004) Health-related quality of life among patients with breast cancer receiving zoledronic acid or pamidronate disodium for metastatic bone lesions. Med Care 42(2):164–175

Westermann AM (2004) Intravenous ibandronate reduces the incidence of skeletal complications in patients with breast cancer and bone metastases. Ann Oncol 15(3):537–538

Wilhelm M, Kunzmann V, Eckstein S, Reimer P, Weissinger F, Ruediger T, Tony HP (2003) Gammadelta T cells for immune therapy of patients with lymphoid malignancies. Blood 102(1):200–206. Epub 2003 Mar 06

Witters LM, Crispino J, Fraterrigo T, Green J, Lipton A (2003) Effect of the combination of docetaxel, zoledronic acid, and a COX-2 inhibitor on the growth of human breast cancer cell lines. Am J Clin Oncol 26(4):S92–97

Woitge HW, Pecherstorfer M, Horn E, Keck AV, Diel IJ, Bayer P, Ludwig H, Ziegler R, Seibel MJ (2001) Serum bone sialoprotein as a marker of tumour burden and neoplastic bone involvement and as a prognostic factor in multiple myeloma. Br J Cancer 84(3):344–351

Yano S, Zhang H, Hanibuchi M, Miki T, Goto H, Uehara H, Sone S (2003) Combined therapy with a new bisphosphonate, minodronate (YM529), and chemotherapy for multiple organ metastases of small cell lung cancer cells in severe combined immunodeficient mice. Clin Cancer Res 9(14):5380–5385

Yoneda T, Hashimoto N, Hiraga T (2004) Bisphosphonate actions on bone and visceral metastases. Cancer Treat Res 118:213–229

Yoneda T, Hashimoto N, Hiraga T (2003) Bisphosphonate actions on cancer. Calcif Tissue Int73(4):315–318. Epub 2003 Jul 24

Zhang H, Tian M, Li S, Liu J, Tanada S, Endo K (2003) Rhenium-188-HEDP therapy for the palliation of pain due to osseous metastases in lung cancer patients. Cancer Biother Radiopharm 18(5):719–726

Primärtumoren und Metastasierungsmuster

K. M. PETERS

Knochenmetastasen stellen die häufigste maligne Knochenerkrankung dar. Klinisch auffällige Skelettmetastasen liegen bei einem Drittel aller Karzinompatienten vor, bei zwei Drittel der Patienten gelingt ein autoptischer Nachweis von Knochenmetastasen (Diel 1997). Nach Leber und Lunge ist das Skelettsystem das dritthäufigste von Metastasen befallene Organ. Prinzipiell kann nahezu jedes Karzinom ossär metastasieren, aber nur fünf Primärtumoren sind für 80% aller Karzinommetastasen verantwortlich (Adler 1998). Hierbei steht das Mammakarzinom mit einer Inzidenz von Skelettmetastasen mit 73% an der Spitze, gefolgt von Prostatakarzinom, Schilddrüsenkarzinom, Bronchialkarzinom und Nierenzellkarzinom (Tab. 1.3). Die skelettale Manifestation eines Primärtumors kann sich als fokale Osteolyse mit und ohne Hyperkalzämie, als Osteopenie, pathologische Fraktur, Nervenkompressionssyndrom, Anämie und Schmerz äußern. Ossäre Metastasen sind mit 61,8% in der Wirbelsäule lokalisiert, wobei hier wiederum die mittlere BWS und die obere LWS bevorzugt befallen wird (Tab. 1.4). Es folgen mit weitem Abstand das proximale Femur, die Rippen, der Schädel, das Becken sowie der Humerus. Bei Diagnosestellung ist die Metastasierung in der Regel bereits multifokal. Solitäre ossäre Metastasen stellen den Ausnahmefall dar. Die Dominanz der Rumpfwirbelsäule in der Lokalisation von Knochenmetastasen lässt sich teilweise durch anatomische Besonderheiten erklären. Der Batson-Plexus verbindet als vertebraler Venenplexus die Abflussgebiete von Mamma, Prostata, Bronchus, Niere und Schilddrüse als den wesentlichen Organen osteotroper Primärtumoren mit der Wir-

belsäule, dem Becken, den proximalen Humeri und Femora. In diesem klappenlosen Niederdrucksystem können Tumorzellen retrograd in das Knochenmark des Achsenskeletts gelangen, ohne den Umweg über den großen Kreislauf nehmen zu müssen (Batson 1940).

Knochenmetastasen treten in drei Erscheinungsformen auf. Meist handelt es sich um osteolytische Metastasen, wobei als Primärtumoren bevorzugt Nierenzell-, Bronchial-, Mamma- und Prostatakarzinom sowie das multiple Mye-

Tabelle 1.4. Lokalisation von Knochenmetastasen

Wirbelsäule, insbesondere mittlere BWS und obere LWS	61,8%
Femur	10,4%
Rippen	9,5%
Schädel	8,8%
Becken	4,7%
Humerus	1,4%

Tabelle 1.3. Osteotrope Primärtumoren und ihre Inzidenz von Skelettmetastasen

Mammakarzinom	73%
Prostatakarzinom	68%
Schilddrüsenkarzinom	42%
Bronchialkarzinom	36%
Nierenzellkarzinom	35%

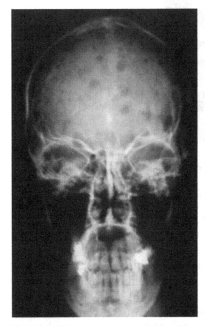

Abb. 1.3. Typischer Lochschädel bei Plasmozytom (42-jähriger Patient).

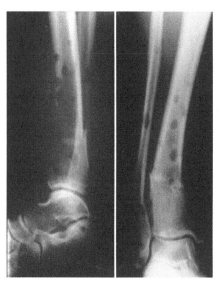

Abb. 1.4. Multiple osteolytische Herde in der distalen Tibia und Fibula mit pathologischer Fraktur bei einer 57-jährigen Patientin mit entdifferenziertem Immunozytom.

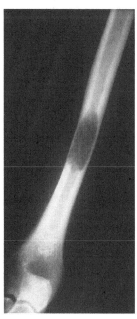

Abb. 1.5. Osteolytische Hypernephrommetastase im rechten Humerus bei einem 60-jährigen Patienten.

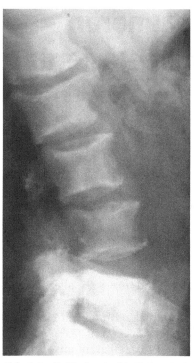

Abb. 1.6. Multipel osteoblastisch-osteolytisch metastasierendes Prostatakarzinom bei einem 71-jährigen Patienten.

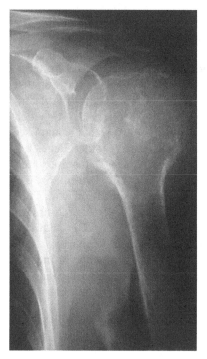

Abb. 1.7. Osteoblastische Metastase eines Nierenzellkarzinoms im linken Humeruskopf bei einer 81-jährigen Patientin.

lom in Frage kommen (Abb. 1.3–1.5). Ein Prostatakarzinom kann aber auch zu osteoblastischen Metastasen führen. Das Mammakarzinom tritt häufig mit gemischten Metastasen auf (Abb. 1.6). Für die Entstehung von Knochenmetastasen werden sowohl osteolytische als auch osteosklerotische Prozesse verantwortlich gemacht (Abb. 1.7). Mikrometastasen führen über parathormonähnliches Peptid (PTHrP),

IL-1, -6, -11, TNF-α und -β sowie TGF-α und -β zu einer Osteoklastenaktivierung und damit zur Induktion der Osteolyse (s.a. S. 7 ff.). Über das System der Matrix-Metalloproteinasen können Mikrometastasen aber auch direkt zu einer tumormediierten Osteolyse führen. Über eine Osteoblastenaktivierung mittels TGF-β, Fibroblasten-Wachstumsfaktor, BMP-6 und den Urokinasetyp Plasminogenaktivator ist eine Induktion osteosklerotischer Prozesse möglich. Über Wachstumsfaktoren und Zytokine (IL-6, IL-11, IL-3) kann wiederum der Knochen die Entwicklung von Mikrometastasen durch die Förderung der Tumorzellproliferation, -chemotaxis, -adhäsion sowie die Induktion der Produktion von Matrix-Metalloproteinasen in den Mikrometastasen unterstützen. Die weitere Verbesserung der Kenntnisse über Metastasierungsmuster und Metastasierungsvorgänge stellt einen Schlüssel für die Verbesserung der Behandlung von skelettal metastasierten Tumoren dar. Bisher ist eine Heilung skelettal metastasierter Tumoren bis auf wenige Ausnahmen unmöglich.

Differenzialdiagnostisch sind insbesondere bei solitären Knochenmetastasen primäre maligne und auch benigne Knochentumoren abzugrenzen (Abb. 1.8 a u. **b**).

Die radiologische Erkennbarkeit bzw. Demarkation eines Geschwulstprozesses im Knochen hängt von verschiedenen Einflussfaktoren ab:

▌ Ausmaß des Knochenverlusts,
▌ Lage des Herds im Knochen (in der Spongiosa und/oder in der Kompakta, Beziehung zum Periost),
▌ Masse des umgebenden Knochens,
▌ Wachstumsgeschwindigkeit des Tumors,
▌ Tumormatrixossifikationen,
▌ Alter und Konstitution des Patienten.

Eine Einteilung der Knochentumoren in Abhängigkeit von ihrer Wachstumsgeschwindigkeit wurde von Lodwick entwickelt (Lodwick 1965, Lodwick et al. 1980). Er unterscheidet drei Grundmuster der Knochenzerstörung:

▌ geographische Destruktion bei langsamem Tumorwachstum, überwiegend im spongiösen Knochen;
▌ mottenfraßartige Destruktion im kortikalen und spongiösen Knochen;
▌ permeative Destruktion bei raschem Wachstum, ausschließlich in der Kompakta.

Es erfolgt eine Einteilung in die Röntgenmuster IA–C, II und III.

Der Destruktionstyp IA wird nahezu ausschließlich bei gutartigen Läsionen beobachtet, die sehr langsam wachsen (z. B. juvenile Knochenzyste, Osteoidosteom). Das vielfach schmerzlose, langsame Wachstum erlaubt die Entwicklung eines reaktiven Sklerosesaums (Abb. 1.8).

Der Destruktionstyp IB unterscheidet sich vom Destruktionstyp IA durch eine höhere Wachstumsrate (z. B. eosinophiles Granulom, Chondrom). Es findet sich eine scharfe Begrenzung der Läsion ohne Sklerosesaum.

Der Destruktionstyp IC kommt überwiegend bei lokal invasiv wachsenden Tumoren vor (z. B. Riesenzelltumor, Chondrosarkom).

Der Destruktionstyp Grad II wird als eine Kombination aus geographischer mit mottenfraßartiger und/oder permeativer Destruktion definiert. Er wird überwiegend bei malignen Prozessen beobachtet (Osteosarkom, Metastasen, Chondrosarkom, Ewing-Sarkom).

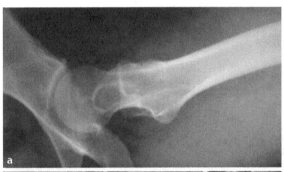

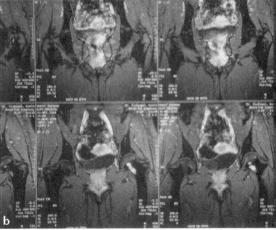

Abb. 1.8. Osteolyse linker Schenkelhals mit deutlichem Sklerosesaum bei einer 31-jährigen Patientin mit bekanntem Mammakarzinom. **a** Nativröntgen in Lauenstein-Projektion. **b** Im MRT deutliche Kontrastmittelanreicherung in der koronaren Schicht (T1-gewichtet, nach Gadoliniumgabe). Fibröse Dysplasie, histologisch gesichert.

Der Destruktionstyp Grad III präsentiert die aggressivste Form von Knochentumoren (vor allem Ewing-Sarkom, malignes Lymphom, aber auch Osteosarkom).

Im Unterschied zum Grad II bestehen beim Grad III feine, multizentrische Osteolysen, ohne dass eine zusammenhängende Osteolyse eindeutig erkennbar ist. Benigne Knochentumoren und Tumorlike Lesions sind überwiegend im Bereich des Destruktionsgrads I (A–C) angesiedelt. Es lassen sich in den Graden II und III überwiegend maligne Knochentumoren finden. Allerdings kommen Chondro- und Fibrosarkome in nahezu allen Destruktionsgraden vor, wenn auch überwiegend in den Graden II und III.

▌ Literatur

Adler C-P (1998) Knochenkrankheiten. Diagnostik makroskopischer, histologischer und radiologischer Strukturveränderungen des Skelettes. Springer, Berlin Heidelberg New York, 2. Auflage, S 208–421

Batson OV (1940) The function of vertebral veins and their role in the spread of metastases. Ann Surg 112:138–149

Diel IJ (1997) Tumorassiziierte Störungen des Knochen- und Mineralstoffwechsels. In: Seidel MJ, Stracke H (Hrsg) Metabolische Osteopathien. Schattauer, Stuttgart New York, S 276–287

Lodwick GS (1965) A probabilistic approach to the diagnosis of bone tumors. Radiol. Clin North Am 3(3): 487–497

Lodwick GS, Wilson AJ, Farrell C, Virtama P, Smeltzer FM, Dittrich F (1980) Estimating rate of growth in bone lesions: observer performance and error. Radiology 134(3):585–590

Behandlung von Metastasen der Wirbelsäule

K.-St. Delank, P. Eysel

Die Überlebenswahrscheinlichkeit bei einem bereits ossär metastasierten Malignom ist in den vergangenen Jahren gestiegen, sodass die Behandlung, auch asymptomatischer Wirbelsäulenmetastasen, zunehmend an klinischer Relevanz gewinnt. Nach Leber und Lunge ist der Knochen der dritthäufigste Metastasierungsort. Von allen Knochenmetastasen finden sich etwa 2/3 im Bereich der Wirbelsäule. Bis zu 10% aller Tumorpatienten erkranken im Lauf ihres weiteren Lebens an einer Wirbelsäulenmetastase (Greenlee et al. 2000). Wiederum 10–20% von diesen Patienten erleben eine metastasenbedingte Myelonkompression (Siegal u. Siegal 1989). Mehr als 90% der spinalen Metastasen sind extradural lokalisiert, nur etwa 5% intradural und weniger als 1% intramedullär (Schick et al. 2001). Bezogen auf den Primärtumor finden sich in absteigender Häufigkeit Wirbelsäulenmetastasen verursacht durch ein Mamma-, Prostata- oder Bronchialkarzinom (Greenlee et al. 2000). In 3–4% der Fälle ist der Primärtumor unbekannt (Holmes u. Fouts 1970, Rougraff et al. 1993).

Die adäquate Therapie von Metastasen an der Wirbelsäule stellt in mehrfacher Hinsicht eine Herausforderung dar. In kaum einem anderen Bereich ist für eine erfolgreiche Behandlung die interdisziplinäre Zusammenarbeit von so entscheidender Bedeutung. Die oft komplexe Krankheitssituation muss im gemeinsamen Gespräch zwischen Onkologen, Strahlentherapeuten, primärchirurgisch tätigen Kollegen und Orthopäden analysiert werden, um dann in Abhängigkeit von der Gesamtprognose eine adäquate Therapie der Wirbelsäulenmetastase vornehmen zu können. Die Überlebensprognose hängt ganz wesentlich von dem Primärtumor ab, im Durchschnitt jedoch leben nach 2 Jahren nur noch etwa 10% der Patienten mit Wirbelsäulenmetastasen. Die Art und Invasivität der jeweiligen Therapie muss diese Zahl berücksichtigen.

Klinisches Bild

Das klinische Erscheinungsbild bei Wirbelsäulenmetastasen kann gekennzeichnet sein durch lokale Schmerzen mit und ohne radikuläre bzw. pseudoradikuläre Ausstrahlung, durch neurologische Defizite, Deformationen der Wirbelsäule sowie einen allgemeinen körperlichen Verfall. Auch asymptomatische Metastasen im Bereich der Wirbelsäule sind bekannt.

Lokale, oft zunächst nachts auftretende Schmerzen, die einen langsam progredienten Charakter aufweisen, werden in aller Regel durch eine tumorbedingte intraossäre Druckerhöhung verursacht. Arbeiten aus jüngerer Zeit (Mach et al. 2002, Niv et al. 2003) konnten zeigen, dass das Periost neben dem mineralisierten Knochen mit einer großen Anzahl von sensorischen und sympathischen Nervenfasern versorgt ist, sodass die Schmerzentstehung bei intraossären Metastasen verständlich wird. Die Ausdehnung der osteolytischen Veränderung korreliert somit auch mit der Intensität der Schmerzen (Clohisy u. Mantyh 2002).

Kommt es durch das weitere Wachstum der Metastase zu einer osteoligamentären Destruktion, so kann auch eine sekundäre Instabilität Ursache der vertebragenen Schmerzen sein. Derartige Beschwerden werden typischerweise bewegungs- und belastungsabhängig geklagt und können als Folge einer pathologischen Fraktur akut auftreten.

Die tumorbedingte Kompression oder auch Infiltration neuraler Strukturen führt dagegen zu einer Schmerzausstrahlung sowie ggf. zu peripher-neurologischen Defiziten. Diese können ein radikuläres Verteilungsmuster aufweisen oder bei einer medullären Kompression auf eine Schädigung der langen Rückenmarksbahnen bzw. im Lumbalbereich auf ein Konus-Kauda-Syndrom hinweisen. In etwa 90% der Fälle geht die tumorbedingte Raumforderung von den Wirbelkörpern aus, sodass dadurch bedingt die ventral lokalisierten kortikospinalen Bahnen als erstes beeinträchtigt werden. Nicht selten kommt es daher zunächst zu einer spastischen

Paraparese noch bevor sensible Irritationen auftreten. Eine Blasen-Mastdarm-Funktionsstörung als Ausdruck einer Konus-Kauda-Schädigung kann bei den älteren Patienten leicht als Folge der häufigen Prostatahypertrophie bzw. einer Beckenbodeninsuffizienz bei den Frauen fehlinterpretiert werden. Darüber hinaus kann auch die Beeinträchtigung der Blutversorgung des Rückenmarks zu einer indirekten Myelonschädigung führen.

█ Diagnostik

Als bildgebende Untersuchungsverfahren sollten bei Verdacht einer spinalen Metastasierung routinemäßig neben dem nativen Röntgenbild die Skelettszintigraphie sowie die MRT der gesamten Wirbelsäule eingesetzt werden. Nur die Kombination aller drei Untersuchungsverfahren bietet eine ausreichend hohe Sensitivität und Spezifität in der Beurteilung der vorliegenden Läsionen. Das Röntgenbild allein eignet sich nicht zum sicheren Ausschluss einer Metastasierung, bietet jedoch insbesondere die Möglichkeit, statische Veränderungen der Wirbelsäule darzustellen. Erst bei einem Tumorbefall von 30–50% des Wirbelkörpers wird die Osteolyse im Nativröntgenbild sichtbar. Die MRT bietet die größte Präzision in der differenzialdiagnostischen Abgrenzung gegenüber entzündlich und osteoporotisch bedingten Veränderungen. Gegebenenfalls in Kombination mit der Computertomographie ist mit der MRT die exakte präoperative Darstellung der Tumorausdehnung inklusive einer möglicherweise bestehenden intraspinalen Raumforderung gewährleistet. Bei Untersuchungen mit der MRT sollte die gesamte Wirbelsäule dargestellt werden, da in 10% der Fälle multiple Myelonkompressionen gefunden werden (Bonner u. Lichter 1990). Die Myelographie hat dagegen seit Einführung der MRT in die Routinediagnostik an Bedeutung verloren. Ist die MRT-Untersuchung nach bereits erfolgter Instrumentation an der Wirbelsäule durch Artefaktbildung nicht sicher beurteilbar, kann die Myelographie bei Verdacht auf ein Lokalrezidiv wertvolle Hinweise erbringen. Die Skelettszintigraphie kann aufgrund der geringen Sensitivität und Spezifität zum Ausschluss einer Wirbelsäulenmetastasierung nicht die MRT ersetzen, dient jedoch im Rahmen des Tumorstagings zur Aufdeckung weiterer ossärer Metastasen. Bei stark vaskularisierten Tumoren wie z.B. einer Hyper-

nephrommetastase ist die präoperative Angiographie und Embolisation der Tumorgefäße hilfreich.

Für die Dignitätsbeurteilung kann in Einzelfällen die Positronenemissionstomographie (PET) indiziert sein. Die solitäre Anreicherung im PET innerhalb eines Wirbelkörpers ist in 71% der Fälle als Folge einer spinalen Metastase zu werten, bei multilokulären Anreicherungen steigt die Wahrscheinlichkeit weiter an (Bohdiewicz et al. 2003). Es sollte jedoch bei jeder unklaren Läsion eine histologische Diagnosesicherung durch bioptische Materialgewinnung angestrebt werden. Da sich durch die CT-gesteuerte Punktion oft nicht genügend repräsentatives Gewebe gewinnen lässt, ist die Indikation zur offenen Biopsie großzügig zu stellen. Bei inhomogenem Tumorgewebe kann eine vorausgehende PET-Untersuchung metabolisch aktives Tumorgewebe darstellen, sodass hierdurch die zielgerichtetere Biopsie erleichtert werden kann.

█ Therapie

Die adäquate Therapieplanung erfordert eine interdisziplinäre Beurteilung der oft komplexen Krankheitssituation des Patienten. Die folgenden Gesichtspunkte müssen dabei berücksichtigt werden:
█ klinische Symptomatik (Schmerz/Neurologie),
█ Wirbelsäulenstabilität,
█ Anzahl der Wirbelsäulenmetastasen,
█ Mobilitätsanspruch des Patienten,
█ Strahlen-/Chemosensibilität des Tumors,
█ Prognose quoad vitam.

Für die Abschätzung der Prognose wurden von Bauer u. Wedin (1995) Kriterien erarbeitet, die

Tabelle 1.5. Prognoseabschätzung vor der Therapie von Wirbelsäulenmetastasen (nach Bauer u. Wedin 1995)

█ fehlende viszerale Metastase
█ keine pathologische Fraktur
█ solitäre Skelettmetastase
█ kein Lungenkarzinom
█ Primärtumor = Mamma, Niere, Lymphom, Myelom

4–5 positive Kriterien	⇒ 1-Jahres-Überleben 50%
2–3 positive Kriterien	⇒ 1-Jahres-Überleben 25%
0–1 positive Kriterein	⇒ 1-Jahres-Überleben 0%

abhängig von ihrem Auftreten eine Aussage über die zu erwartende Überlebenszeit zulassen (Tab. 1.5).

Konservative Therapie

Die konservativen Behandlungsmaßnahmen verfolgen das Ziel einer Schmerzreduktion und sollen ein weiteres Tumorwachstum möglichst verhindern bzw. verlangsamen. Systemische zytotoxische Therapien sind in aller Regel bei Tumoren mit einer hohen Proliferationsrate (Lymphom, Neuroblastom, Keimzelltumor) indiziert.

▮ **Steroide.** Bei einer akuten Verlegung des Spinalkanals kann die Steroidgabe durch die antiödematöse Wirkung zu einer Entlastung neuraler Strukturen beitragen. Die optimale Dosierung ist bis heute nicht gesichert. Nur für den Einsatz einer hochdosierten Dexamethasontherapie (96 mg/Tag), nicht dagegen für geringere Dosierungen (16 mg/Tag), liegen evidenzbasierte Untersuchungen vor, die den Einsatz bei akuten Kompressionssyndromen des Rückenmarks rechtfertigen (Loblaw u. Laperriere 1998). Die Komplikationsraten sind jedoch bei der hohen Dosierung signifikant höher (Bracken et al. 1984, 1990, 1992; George et al. 1995), sodass diese nur bei rasch progredienten neurologischen Störungen indiziert ist (Aebi 2003). Eine prophylaktische Steroidgabe bei Patienten ohne manifeste neurologische Defizite ist nicht indiziert.

▮ **Bisphosphonate.** Bisphosphonaten wird durch ihre antiosteoklastäre Wirkung ebenfalls ein positiver Effekt sowohl für die Beeinflussung der Schmerzen als auch für die Stabilität des Knochens nachgesagt. Zumindest für das Mammakarzinom konnte durch die regelmäßige Gabe von Pamidronat, in Kombination mit einer systemischen antitumorösen Therapie eine signifikante Reduktion der Rate an pathologischen Frakturen nachgewiesen werden (Berenson et al. 2002).

▮ **Strahlentherapie.** Die Strahlentherapie wird als palliative Maßnahme mit dem Ziel einer Schmerzreduktion, einer Rekalzifizierung der Wirbelkörper und einer Prävention neurologischer Komplikationen durchgeführt. In der Vergangenheit stellte die Radiatio die gebräuchlichste Form der Behandlung von Wirbelsäulenmetastasen dar. Erst die verbesserten operativen Möglichkeiten der letzten Jahre haben die Frequenz der operativen Behandlungen ansteigen lassen. Die topographische Nähe des Rückenmarks hat zur Folge, dass die applizierbare Strahlendosis nicht selten reduziert werden muss. Andererseits kann auch die chirurgische Metastasenresektion an der Wirbelsäule nicht mit den notwendigen Sicherheitsabständen erfolgen, wie es unter tumorchirurgischen Gesichtspunkten in der Extremitätenchirurgie üblich ist. Bei jeder strahlensensiblen Metastase (z. B. Mamma-, Lungen-, Prostata-, Kolonkarzinom, Plasmozytom) sollte daher auch nach makroskopisch vollständiger Resektion die postoperative Radiatio erfolgen. In Abhängigkeit von der Histologie, die in jedem Fall vor der Bestrahlung vorliegen sollte, gelingt die Schmerzreduktion bei etwa 75% der Patienten. Das Ausmaß der Rekalzifizierung ist strittig und wird von „gelegentlich" bis 78% angegeben. Ebenfalls nicht wissenschaftlich gesichert ist das optimale Dosierungs- und Fraktionierungsschema für die Bestrahlung von Wirbelsäulenmetastasen. Den limitierenden Faktor stellt die Strahlentoleranz des Nervengewebes dar. Langsam progredient einsetzende neurologische Defizite haben gegenüber akuten Ausfällen bei der Radiatio eine günstigere Prognose. Der Effekt beruht nur auf einer Reduktion der Weichgewebeschwellung unter der Bestrahlung. Ossäre Kompressionen des Spinalkanals z. B. durch pathologische Frakturen werden dagegen natürlich nicht beeinflusst. Ist die Gehfähigkeit bereits verloren gegangen, kann nicht damit gerechnet werden, diese wieder zu gewinnen. Die heute weit verbreitete MRT deckt nicht selten eine asymptomatische intraossäre Tumorläsion auf. In diesen Fällen ist eine frühzeitige Radiatio indiziert, um das weitere Wachstum zu reduzieren. Damit in Zusammenhang steht die Beobachtung, dass immer häufiger Patienten, die bereits an der Wirbelsäule bestrahlt sind, bei einem erneuten Tumorwachstum der Operation zugeführt werden müssen. Das operative Risiko erhöht sich dadurch deutlich.

▮ **Orthesen.** Bei einer drohenden oder bereits eingetretenen segmentalen Instabilität ist die Orthesenbehandlung (Tab. 1.6) notwendig. Ziel ist dabei, durch Reklination der Wirbelsäule die Kraftübertragung auf die dorsalen Elemente zu verlagern und somit die geschwächten Wirbelkörper zu entlasten. Am besten gelingt dies im thorakolumbalen Übergang, biomechanisch

Tabelle 1.6. Behandlungskonzept für Wirbelsäulenmetastasen

Methode	Indikation
Orthese	– Tumorinfiltration der Wirbelkörperhinterkante/Wirbelgelenke (wenn keine OP-Indikation) – keine ausreichende postoperative Stabilität – während Radiatio bei Deck-/Grundplattenbefall
Operation	– drohendes/progredientes Querschnittssyndrom – Tumorinfiltration der Wirbelkörperhinterkante/Wirbelgelenke – therapieresistente Schmerzen (trotz Chemo-/Strahlentherapie)
ventral	monolokuläre Metastasen, stabiler Allgemeinzustand, längere Lebenserwartung
dorsal	multilokuläre Metastasen, stark reduzierter Allgemeinzustand, stark eingeschränkte Lebenserwartung

problematisch ist dagegen die Ruhigstellung im kraniozervikalen Übergang, hochthorakal und unterhalb von L3. Für die Akutversorgung ist ein Baycast-Mieder zu empfehlen, sonst sollte an der HWS der Philadelphia-Kragen, an der BWS bzw. am thorakolumbalen Übergang ein Rahmenstützkorsett und an der LWS ein Zweischalen-Kunststoffkorsett verwendet werden.

Operative Therapie

Für die operative Therapie stehen grundsätzlich drei Verfahren zur Verfügung. Von dorsal kann die Dekompression des Spinalkanals mit oder ohne zusätzliche Stabilisierung erfolgen. Als dritte Möglichkeit kann die Wirbelsäulenmetastase von ventral reseziert, der Defekt überbrückt und stabilisiert werden. Zentrales Ziel ist es im Bereich der Wirbelsäule, die Tumorreduktion zu erzielen, eine Querschnittläsion zu verhindern und eine rasche, korsettfreie Mobilisation zu gewährleisten. Für die Planung der adäquaten Therapie werden in der Literatur verschiedene Algorithmen angegeben, wobei festzustellen ist, dass keine evidenzbasierten Klasse-I-Studien vorliegen, die ein optimales Vorgehen beschreiben. Sicher ist, dass nicht nur ein Parameter (lokale Tumorausdehnung oder neurologischer Status oder Gesamtüberlebensprognose oder Histologie des Primärtumors oder Metastasierungsgrad) die Entscheidung bestimmen sollte. Von Tokuhashi et al. (1990) wurde ein Scoringsystem aus sechs Punkten angegeben (Tab. 1.7). Die mittlere Überlebenszeit lässt bei dieser Prognoseeinschätzung signifikante Unterschiede erkennen. Bei einem Punktwert ≤7 beträgt sie 5,3 Monate, bei einem Wert ≥8 23,6 Monate (Enkaoua et al. 1997). Die Histologie des Tumors findet dabei allerdings keine ausreichende

Berücksichtigung. Die mittlere Überlebenszeit variiert nach Enkaoua et al. (1997) signifikant bei einem unbekanntem Primärtumor (2 Monate) gegenüber einer Metastase eines Schilddrüsen- (33,1 Monate) oder Nierenzellkarzinoms (8,6 Monate).

Das Ausmaß der operativen Intervention muss in Abhängigkeit vom Allgemeinzustand des Patienten, der zu erwartenden Gesamtprognose sowie dem histologischen Befund gemeinsam mit dem Patienten geplant werden (Tab. 1.6). Die zur Verfügung stehenden Scoringsysteme können dabei nur eine Hilfestellung bieten, letztendlich ist für jeden einzelnen Patienten eine individuelle Therapieplanung notwendig.

Die radikale Metastasenresektion nach tumorchirurgischen Gesichtspunkten mit Einhaltung eines Sicherheitsabstands ist im Bereich der Wirbelsäule nicht einzuhalten. Postoperativ sollte daher bei jedem strahlensensiblen Tumorgewebe eine Radiatio erfolgen. Die präoperative Bestrahlung dagegen ist aufgrund der damit verbundenen erhöhten Gefahr für Wundheilungsstörungen nicht sinnvoll (Ghogawala et al. 2001).

Tabelle 1.7. Scoringsystem nach Tokuhashi

▌ Allgemeinzustand des Patienten

▌ Anzahl extraspinaler Knochenmetastasen

▌ Anzahl Wirbelsäulenmetastasen

▌ Organmetastasen

▌ primäre Tumorlokalisation

▌ Ausmaß der Myelonschädigung

	0–2 Punkte je Parameter
>9 Punkte	⇒ Exzision der Metastase
≤5 Punkte	⇒ palliative Chirurgie (Dekompression)

Das frisch aufgetretene (inkomplette) Querschnittssyndrom erfordert, auch bei einem Malignom, die notfallmäßige Dekompression des Spinalkanals. Über diese Indikation besteht kein Zweifel. Ein drohendes bzw. langsam progredientes Querschnittssyndrom oder eine segmentale Instabilität durch Tumorinfiltration der Wirbelkörperhinterkante/Pedikel machen auch bei einem multilokulären Befall oder einem erheblich reduzierten Allgemeinzustand die Dekompression und Stabilisierung von dorsal notwendig. In diesen Fällen wurde aufgrund einer prospektiv randomisierten Studie aus dem Jahre 1980 (Young et al. 1980) lange Zeit die alleinige Bestrahlung favorisiert, weil sich in dieser Untersuchung durch die zusätzliche Laminektomie bei Bestrahlungspatienten keine günstigeren Ergebnisse erzielen ließen. Es muss aus heutiger Sicht in diesem Zusammenhang festgehalten werden, dass die alleinige Dekompression ohne simultane Instrumentation tatsächlich nur in seltenen Ausnahmefällen erfolgen sollte. Nur bei einem hohen perioperativen Risiko besteht hierfür eine Indikation mit dem Ziel, die Operationszeit so kurz wie möglich zu halten. Die Stabilität der Wirbelsäule wird durch die alleinige Laminektomie erheblich beeinträchtigt.

Als palliative Maßnahme steht seit Einführung der Vertebroplastie in den letzten Jahren ein Verfahren zur Verfügung, das bei fehlender neuraler Tumorkompression und vorherrschender schmerzhafter Destruktion des Wirbelkörpers die segmentale Stabilisierung ermöglicht. Die Reduktion der Schmerzsymptomatik und die damit verbundene Verbesserung der Lebensqualität wurde vor kurzem nachgewiesen (Lemke u. Hacein-Bey 2003). Der Nutzen hinsichtlich der Wirbelsäulenstabilität sowie der neurologischen Symptomatik und die Risiken des Verfahrens sind bislang jedoch nicht durch entsprechende Studien ausreichend untersucht.

Bei einer monolokulären Wirbelsäulenmetastase, einem guten Allgemeinzustand und einer längeren Lebenserwartung ist dagegen die ventrale Tumorresektion und primärstabile Instrumentation indiziert. Etwa 90% der tumorösen Absiedlungen finden sich in den ventralen Abschnitten der Wirbelsäule, sodass allein auf-

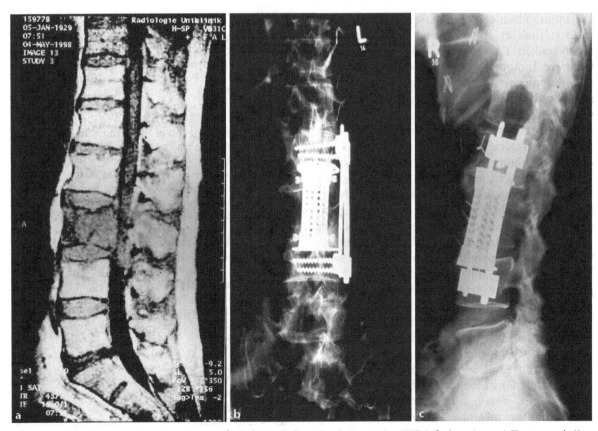

Abb. 1.9. Solitäre Hypernephrommetastase. **a** MRT der LWS. **b** und **c** Postoperative LWS-Aufnahme in zwei Ebenen nach Korporektomie und ventraler Instrumentation.

grund dieser Tatsache ein operatives Vorgehen sinnvoll erscheint, das am Ort der pathologischen Veränderung angreift. In manchen Fällen ist durch ein interdisziplinäres operatives Vorgehen die Resektion des Primärtumors sowie die Versorgung der Wirbelsäulenmetastase möglich (Abb. 1.9 a–c). Die HWS wird über einen Zugang ventral des M. sternocleidomastoideus erreicht, die obere BWS über eine Kostotransversektomie, die untere BWS über eine Thorakolumbophrenikotomie und die LWS über einen retroperitonealen Zugang. Wesentliches Argument gegen die regelmäßige Verwendung des ventralen Zugangs ist der höhere operative und anästhesiologische Aufwand mit den daraus resultierenden perioperativen Risiken. Andererseits muss bedacht werden, dass die Lebenserwartung bei Patienten auch mit einem metastasierten Tumorleiden dank der verbesserten systemischen Therapiemöglichkeiten in den letzten Jahren deutlich angestiegen ist, sodass die Relevanz der spinalen Metastasen zunehmende Bedeutung bekommt. Durch additive Maßnahmen, wie z.B. die präoperative Embolisation von Tumorgefäßen bei stark vaskularisierten Metastasen (Nierenzell-, Schilddrüsenkarzinom, Plasmozytom), lassen sich der Blutverlust (Hess et al. 1997) und das Operationsrisiko senken. Eine exaktere Präparation und intensivere Tumorresektion ist hierdurch möglich. Die Embolisation sollte maximal eine Woche vor dem operativen Eingriff erfolgen. Ziel des ventralen Zugangs ist die weitgehend vollständige Tumorexstirpation, auch wenn die Resektion nach tumorchirurgischen Gesichtspunkten an der Wirbelsäule aufgrund der anatomischen Verhältnisse nicht möglich ist. Die Verankerung von Implantaten im Bereich der Wirbelkörper ist grundsätzlich wegen des überwiegend spongiösen Knochens, der dünnen Kortikalis der Wirbelkörper und einer evtl. begleitenden Osteoporose problematischer als bei einer dorsalen Instrumentation. Zur Verfügung stehen heute jedoch optimierte ventrale Wirbelsäuleninstrumentarien, die eine primärstabile Fixation erlauben, sodass die rasche, korsettfreie Mobilisation der Patienten mit einem erheblichen Gewinn an Lebensqualität möglich ist. Die Rekonstruktion der vorderen Säule nach (partieller) Vertebrektomie erfolgt nicht mit autologem Knochen, sondern mit metallischen Platzhaltern, da die notwendige postoperative Bestrahlung die Einheilung des Knochens negativ beeinflussen würde.

▌ Literatur

Aebi M (2003) Spinal metastasis in the elderly. Eur Spine J 12(Suppl 2):202–213

Bauer HC, Wedin R (1995) Survival after surgery for spinal and extremity metastases. Prognostication in 241 patients. Acta Orthop Scand 66(2):143–146

Berenson JR, Hillner BE, Kyle RA, Anderson K, Lipton A, Yee GC, Biermann JS (2002) American society of clinical oncology bisphosphonates expert Panel. American society of Clinical Oncology practice guidelines: the role of bisphosphonates in multiple myeloma. J Clin Oncol 20:19–36

Bohdiewicz PJ, Wong CY, Kondas D, Gaskill M, Dworkin HJ (2003) High predictive value of F-18 FDG PET patterns of the spine for metastases or benign lesions with good agreement between readers. Clin Nucl Med 28(12):966–970

Bonner JA, Lichter AS (1990) A caution about the use of MRI to diagnose spinal cord compression. N Engl J Med 322(8):556–557

Bracken MB, Collins WF, Freemann DF et al (1984) Efficacy of methylprednisolone in acute spinal cord injury. JAMA 251:45–52

Bracken MB, Shepard MJ, Collins WF et al (1990) A randomised, controlled trial of methylprednisolone or naloxone in the treatment of acute spinal-cord injury. Results of the second national acute spinal cord injury study. N Engl J Med 322:1405–1411

Bracken MB, Shepard MJ, Collins WF et al (1992) Methylprednisolone or naloxone treatment after acute spinal cord injury: 1-year follow-up data. J Neurosurg 76:23–31

Clohisy DR, Mantyh PW (2002) Skeletal Complications of Malignancy Bone Cancer Pain. Clin Orthop Rel Res 415:279–288

Enkaoua EA, Doursounian L, Chatellier G, Mabesoone F, Aimard T, Saillant G (1997) Vertebral metastases: a critical appreciation of the preoperative prognostic tokuhashi score in a series of 71 cases. Spine 22(19):2293–2298

George ER, Scholten DJ, Buechler CM et al (1995) Failure of methylprednisolone to improve the outcome of spinal cord injurys. Am Surg 61:659–664

Ghogawala Z, Mansfield FL, Borges LF (2001) Spinal radiation before surgical decompression adversely affects outcomes of surgery for symptomatic metastatic spinal cord compression. Spine 26(7):818–824

Greenlee RT, Murray T, Bolden S, Wingo PA (2000) Cancer statistics, 2000. CA Cancer J Clin 50:7–33

Hess T, Kramann B, Schmidt E, Rupp S (1997) Use of preoperative vascular embolisation in spinal metastasis resection. Arch Orthop Trauma Surg 116(5):279–282

Holmes FF, Fouts TL (1970) Metastatic cancer of unknown primary site. Cancer 26:816–820

Lemke DM, Hacein-Bey L (2003) Metastatic compression fractures–vertebroplasty for pain control. J Neurosci Nurs 35(1):50–55

Loblaw DA, Laperriere NJ (1998) Emergency treatment of malignant extradural spinal cord compression: an evidence-based guideline. J Clin Oncol 16:1613–1624

Mach DB, Rogers SD, Sabino MC et al (2002) Origins of skeletal pain: sensory and sympathetic innervation of the mouse femur. Neuroscience 113(1):155–166

Niv D, Gofeld M, Devor M (2003) Causes of pain in degenerative bone and joint disease: a lesson from vertebroplasty. Pain 105:387–392

Rougraff BT, Kneisl JS, Simon MA (1993) Skeletal metastases of unknown origin: A prospective study of a diagnostic strategy. J Bone Joint Surg [Am] 75:1276–1281

Schick U, Marquardt G, Lorenz R (2001) Intradural and extradural spinal metastases. Neurosurg Rev 24:1–5

Siegal T, Siegal T (1989) Current considerations in the management of neoplastic spinal cord compression. Spine 14:223–228

Tokuhashi Y, Matsuzaki H, Toriyama S, Kawano H, Ohsaka S (1990) Scoring system for the preoperative evaluation of metastatic spine tumor prognosis. Spine 15(11):1110–1113

Young RF, Post EM, King GA (1980) Treatment of spinal epidural metastases. Randomized prospective comparison of laminectomy and radiotherapy. J Neurosurg 53(6):741–748

▌Plasmozytom

C. Bertram

▌Synonyme

Multiples Myelom, Morbus Kahler, Morbus Bozzolo, diffuse aleukämische Plasmozytomatose.

▌Definition

Das Plasmozytom ist eine lymphoproliferative Erkrankung der B-Zellen, bei der es zu einer malignen Proliferation von medullären, monoklonalen Plasmazellen kommt. Es tritt entweder in einem Knochen (monostotischer Befall) oder multilokulär (polyostotischer Befall) auf. In der Regel entwickelt sich aus der monostotischen Form eine multilokuläre, generalisierte Form; diese wird als multiples Myelom bezeichnet.

▌Inzidenz

Das Plamozytom ist der häufigste primär maligne Tumor des Skelettsystems mit einer Inzidenz von 4:100 000.

▌Alters- und Geschlechtsverteilung

Das Plasmozytom ist eine Erkrankung des älteren Menschen. Der Altersgipfel liegt mit fast 70% zwischen 60 und 70 Jahren. Vor dem 50. Lebensjahr kommt es nur sehr selten vor. Das männliche Geschlecht ist mit 1,5:1 leicht bevorzugt (Mehnert et al. 1992).

▌Pathogenese und Pathologie

Die Ätiologie ist weitgehend ungeklärt. Folgende Risikofaktoren gehen jedoch mit einer erhöhten Inzidenz der Erkrankung einher (Goldschmidt 2002): Umgang mit Pestiziden, Strahlenexposition, familiäre Häufung der Erkrankung, Infektion mit dem HHV-8-Virus (humanes herpesvirus 8).

Die exakte Pathogenese ist nicht geklärt. Die Vermehrung der Plasmazellen erfolgt im Knochenmark, wobei nur wenige Zellen proliferieren und lange Zellzykluszeiten gemessen werden konnten. Da außerdem nur sehr wenige Plasmazellen im peripheren Blut nachweisbar sind, gibt es die Hypothese, dass Vorläuferzellen im Blut (B-Zellen) für die Dissemination in das gesamte Skelett verantwortlich sind.

Besondere Bedeutung kommt dem Interleukin-6 zu. Es führt zur Differenzierung der B-Zellen in Plasmazellen und ist als Wachstumsfaktor für maligne Zellen identifiziert worden. Die malignen Plasmazellen bilden entsprechend Interleukin-6-Rezeptoren.

Aus den Plasmazellen entstehen unterschiedliche Klassen von Immunglobulinen, die dann exprimiert werden. Zunächst werden von den Zellen Immunglobuline des Typs M gebildet. Es kommt durch das „Class-Switching" jedoch zum Wechsel der Antikörperbildung, sodass sich letztlich auch IgG-, IgA- oder IgE-Antikörper entwickeln.

Genetische Untersuchungen zeigten, dass die Bildung der Immunglobuline auf dem Chromosom 14 (schwere Ketten – 14q32.3) und den Chromosomen 2 und 22 (leichte Ketten – 2p12 und 22q11) lokalisiert sind. Translokationen mit Beteiligung der 14q32-Region konnten bei 19 von 21 Patienten nachgewiesen werden (Bergsagel et al. 1997).

Durch die zunehmende Verdrängung des Knochenmarks durch die Plasmazellen kommt es zu einer Knochenmarkinsuffizienz mit hieraus resultierender Panzytopenie. Die betroffenen Knochen weisen in 66% der Fälle eine Osteopenie auf. Es treten Osteolysen und pathologische Frakturen auf.

▌Lokalisation

Die Häufigkeit des Auftretens von Osteolysen an verschiedenen Skelettabschnitten ist in Tab. 1.8 aufgeführt.

Tabelle 1.8 Häufigkeit der Osteolysen bei Patienten mit Plasmozytom (modifiz. nach Deicher 1997)

▮ Schädel	83%
▮ Brustwirbelsäule	51%
▮ Lendenwirbelsäule	51%
▮ Rippen	41%
▮ Becken	38%
▮ Femur	35%
▮ Klavikula	23%
▮ Schulter	21%
▮ Sakrum	20%
▮ Sternum	10%
▮ Halswirbelsäule	5%

▮ Klinisches Bild

Zum Zeitpunkt der Diagnose stehen bei den Patienten Knochenschmerzen (in 70–80%), Müdigkeit bei normozytärer, normochromer Anämie (in 50%) und Infektionen infolge des Antikörpermangels (in 10%) im Vordergrund. Seltener (bei weniger als 5% der Patienten) finden sich bereits zum Diagnosezeitpunkt neurologische Störungen, Blutungen oder Fieber.

Mit fortschreitendem Krankheitsverlauf steigt das Infektrisiko auf das 10fache gegenüber der Normalpopulation an. Ebenso finden sich periphere neurologische Störungen bei insgesamt 10% der Plasmozytompatienten. Bedingt durch eine Hyperkalzämie kann es zu zentralnervösen Störungen kommen (Desorientierung, Verwirrtheit, Somnolenz); auch Polydipsie, Polyurie, Übelkeit, Erbrechen und Obstipation können durch die Hyperkalzämie hervorgerufen werden. Blutungen sind bedingt durch die Thrombozytopenie. Bei 20% der Patienten bestehen zum Diagnosezeitpunkt erhöhte Serumkreatininwerte von >2 mg/dl. Die typische Myelomniere resultiert aus der Ablagerung von Leichtketten in den Nierentubuli bei vermehrter glomerulärer Ausscheidung und Überschreiten der physiologischen Rückresorption. Werden die Glomeruli durch die Amyloidablagerungen geschädigt, nimmt auch die Gesamtausscheidung an Proteinen zu und der Albuminverlust führt zum nephrotischen Syndrom.

▮ Differenzialdiagnose

Auszuschließen sind metastasierende Tumoren, Lymphome und primär systemische Amyloidosen, bei denen Bence-Jones-Proteine nicht nachgewiesen werden können. Als seltene Varianten des multiplen Myeloms fehlen diese jedoch auch bei den sog. nicht-sekretorischen und nicht-exkretorischen Plasmozytomen, da in diesen Fällen die Immunglobuline entweder gar nicht gebildet werden oder die Sekretion aus den Zellen gestört ist. Nur die histologische Untersuchung durch eine Knochenmarkpunktion hilft hier weiter.

Es gilt auch monoklonale Gammopathien unbekannter Signifikanz (MGUS) und sog. Smouldering Myeloma abzugrenzen. Bei beiden Erkrankungen liegt keine Skelettbeteiligung vor. Die Nierenfunktion ist nicht eingeschränkt, Hyperkalzämie, Anämie, Thrombozytopenie und extramedulläre Plasmazellherde liegen im Gegensatz zum multiplen Myelom nie vor. Gleichwohl sind bei den MGUS monoklonale Immunglobuline im Serum erhöht (IgG >35 g/l; IgA >20 g/l), ebenso beim Smouldering Myeloma (IgG >35 g/l); sie bleiben im zeitlichen Verlauf jedoch konstant.

▮ Diagnostik

Die Diagnostik stützt sich auf die o.g. klinischen Symptome, laborchemische Untersuchungen, Bildgebung und vor allem auf die Knochenmarkpunktion.

Nach Durie (1986) sind Major- und Minorkriterien zur Sicherung der Diagnose des Plasmozytoms zu unterscheiden (Tab. 1.9). Das

Tabelle 1.9 Kriterien zur Diagnostik des Plasmozytoms (nach Durie 1986)

▮ Majorkriterien	
I	Plasmazelltumor
II	Knochenmarkplasmozytose >30%
III	monoklonales IgG >35 g/l monoklonales IgA >20 g/l Bence-Jones-Proteinurie >1 g/24 h
▮ Minorkriterien	
A	Knochenmarkplasmozytose 10–30%
B	monoklonales IgG <35 g/l oder monoklonales IgA <20 g/l
C	Osteolyse
D	Suppression der polyklonalen Immunglobuline

Tabelle 1.10 Stadiengerechte Therapie des multiplen Myeloms

Stadium	I II (ohne Progression)	II (mit Progression) III	
▌ **Alter**		< 50–70 Jahre	> 70 Jahre
▌ **Primäre Chemotherapie**	keine	Vincristin, Doxorubicin und Dexamethason	Melphalan und Prednison
▌ **Hochdosistherapie**	nein	ja	nein
▌ **Stammzelltherapie**		autologe SZT möglich Interferon-α (50–70 Jahre)	Interferon-α
▌ **Bei Osteolysen**	– Radiatio und Bisphosphonate – an den Extremitäten bei Frakturgefährdung Operation – an der Wirbelsäule bei Frakturgefährdung Operation oder Korsett		

Plasmozytom gilt als gesichert, wenn mindestens ein Major- und ein Minorkriterium oder drei Minorkriterien vorliegen.

Laborchemisch wird in der Serum- und Urinelektrophorese der Nachweis einer Gammaglobulinbande und eine geringe Reduktion des Albumins erkennbar. Beim multiplen Myelom des Bence-Jones-Typs ist die Gammaglobulinfraktion jedoch erniedrigt. Daher wird heute eine Immunfixation von Serum und Urin gefordert, mit der auch die Leichtketten nachweisbar sind.

Im fortgeschrittenen Stadium sind Hyperkalzämie, Anämie und Thrombozytopenie nachweisbar.

Zur Bildgebung ist die nativradiologische Untersuchung Mittel der ersten Wahl. Ist das multiple Myelom bestätigt, dann ist ein Screening des Skelettsystems erforderlich. Szintigraphische Untersuchungen haben sich als nicht sicher genug erwiesen; die Skelettszintigraphie zeigt nur Herde an, die eine erhöhte Osteoblastenaktivität besitzen. Diese setzt jedoch erst nach dem Auftreten von Mikrofrakturen ein. Auch die Leukozytenszintigraphie ist nicht sensibel genug. Daher müssen Nativröntgenaufnahmen des Schädels, der gesamten Wirbelsäule, des Beckens, der Oberarme und Oberschenkel in zwei Ebenen angefertigt werden (Abb. 1.3 und 1.11).

Bei Frakturgefährdung ist an der Wirbelsäule eine MRT- oder CT-Untersuchung erforderlich, um die Hinterkantendestruktion beurteilen zu können.

▌ Therapie

Die Therapie richtet sich nach der Einteilung des multiplen Myeloms in die Stadien nach Salmon und Durie (Tab. 1.10).

Bezüglich der orthopädischen Mitbetreuung ist auf die Applikation von Bisphosphonaten zu achten (S. 13 ff.), sowie auf die Versorgung frakturgefährdeter Osteolysen an den Extremitäten mittels prophylaktischer Verbundosteosynthesen.

An der Wirbelsäule ist die Operation dann sinnvoll, wenn neurologische Ausfälle drohen oder eingetreten sind. Wenn Hinterkanten von Wirbelkörpern instabil sind, die weiteren dorsalen Strukturen (C-Säule) jedoch intakt sind, kann im Einzelfall eine Versorgung mit einem Rahmenstützkorsett ausreichend sein. Diese Entscheidungen sind jedoch von individuellen Faktoren abhängig und sollten durch erfahrene, onkologisch tätige Orthopäden gestellt werden.

▌ Prognose

Die Erkrankung ist nicht kurativ behandelbar. Als prognostische Marker dienen die Bestimmung der LDH, des β-2-Globulins und des CRP. Je höher diese Parameter bereits bei der Diagnosestellung sind, desto kürzer ist die zu erwartende Überlebenszeit.

▌ Literatur

Mehnert WH, Smans M, Muir CS, Möhner M, Schön D (1992) Atlas der Krebsinzidenz in der ehem. DDR 1978–1982. Zentralinstitut für Krebsforschung, Berlin

Goldschmidt H, Cremer FW (2002) Das Multiple Myelom (Plasmozytom) – Diagnose und Therapie. 1. Auflage Uni-Med-Verlag, Bremen

Bergsagel PL, Smith AM, Szczepek A, Mant MJ, Belch AR, Pilarski LM (1995) In multiple myeloma, clonotypic B lymphocytes are detectable among CD19+ peripheral blood cells expressing CD38, CD56, and monotypic Ig light chain. Blood 85:436–447

Durie BG (1986) Staging and kinetics of multiple myeloma. Semin Oncol 13:300–309

▮ Periphere Metastasenchirurgie

D. P. KÖNIG, F. POPKEN

Über die Hälfte aller primären Karzinome metastasieren in das Skelettsystem. Die Knochen sind nach Lunge und Leber der dritthäufigste Sitz von Metastasen. Epidemiologische Untersuchungen in den USA zeigen, dass von 1,2 Millionen neuen Krebsfällen im Jahr 300 000 im weiteren Verlauf eine Knochenmetastase entwickeln werden. Prostata-, Brust- und Nierenzellkarzinome, gefolgt von Lungen- und Schilddrüsenkarzinomen haben eine Prädilektion für das Skelettsystem. Am häufigsten betroffen ist die Wirbelsäule, gefolgt vom Beckenskelett, den Rippen, dem Schädel und den Röhrenknochen. Angesichts zum Teil langer Überlebenszeiten nach Auftreten ossärer Metastasen stellt die prophylaktische Versorgung bei drohender Fraktur die Methode der Wahl dar.

Die Behandlung von Patienten mit Knochenmetastasen erfordert einen interdisziplinären Ansatz unter Einbeziehung des Orthopäden, des Onkologen und des Strahlentherapeuten. Capanna u. Campanacci (2001) haben ein Behandlungsprotokoll aufgestellt, in dem die Patienten in vier Gruppen eingeteilt werden. Gruppe 1 sind Patienten mit einer solitären Metastase mit insgesamt guter Prognose und einem Intervall von mehr als 3 Jahren zwischen Diagnose des Primärtumors und dem Auftreten der Metastase. In Gruppe 2 werden Patienten mit pathologischer Fraktur in einem langen Röhrenknochen aufgeführt (Abb. 1.10). Gruppe 3 sind Patienten mit drohender Fraktur, Gruppe 4 Patienten mit osteoblastischen und osteolytischen/osteoblastischen Läsionen in nicht Körpergewicht tragenden Knochen.

Patienten der Gruppen 1–3 müssen einem Orthopäden zur operativen Versorgung vorgestellt werden. Patienten der Gruppe 4 sollten konservativ mittels Chemotherapie, Hormontherapie und/oder Strahlentherapie behandelt werden.

Operative Therapie

Gruppe 1: Operatives Vorgehen wie bei einem Primärtumor. Weite Resektionen sind anzustreben. In Frage kommen Segmentresektionen mit Spacer-Implantationen sowie die Verwendung von Tumorprothesen.

Gruppe 2 und 3: Je nach Prognose des Patienten und Lage der Osteolyse werden folgende Osteosynthesen bzw. Implantate verwendet:

▮ AO-Platte, intramedulläre Nägel;
▮ Verbundplattenosteosynthese;
▮ Verbundplattenosteosynthese mittels Doppelplatte;
▮ Langschaftprothese;
▮ Tumorprothese (Abb. 1.11 a, b);
▮ Spacer.

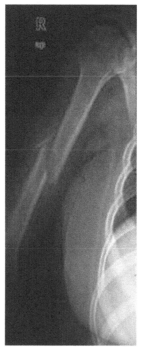

Abb. 1.10. Pathologische Humerusfraktur.

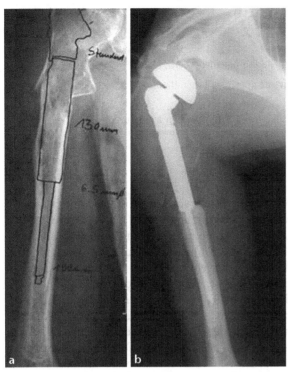

Abb. 1.11. Pathologische Humerusfraktur bei Plasmazytom. **a** Präoperative Planung. **b** Versorgung mit Tumorprothese.

▌ Operative Versorgung in Abhängigkeit von der Lokalisation der Metastase

Metaphyse der langen Röhrenknochen

Proximale Humerus- und Femurmetastasen sind aufgrund der Rotations- und Körpergewichtskräfte besonders frakturgefährdet, sodass ein rasches operatives Vorgehen indiziert ist. Zumeist ist eine Endoprothesenimplantation notwendig. Eine postoperative Strahlentherapie sollte bei marginaler bzw. intraläsionaler Resek-

tion erfolgen. Die Strahlendosis sollte 3000–5000 cGy betragen.

Das Risiko einer pathologischen Fraktur ist im Bereich des Ellenbogens, des Kniegelenks und des oberen Sprunggelenks geringer. Sind weniger als 50% des Knochens betroffen, kann eine Kürettage des Tumors mit nachfolgender Verbundosteosynthese geplant werden. Wird eine Kürettage durchgeführt, sollte eine gleichzeitige lokale adjuvante Therapie erfolgen. Zur Anwendung kommen die Kryotherapie oder die Phenolisierung. Nach Abschluss der Wundheilung ist eine postoperative Bestrahlung angezeigt. Auf diese kann bei weiten Resektionsrändern verzichtet werden. Beträgt die Tumorausdehnung mehr als 50%, sollte eine intraartikuläre Resektion mit Implantation einer Endoprothese erfolgen.

Diaphyse der langen Röhrenknochen

Nach Capanna u. Campanacci (2001) sollte bei Patienten der Gruppen 2 und 3 vor einem operativen Eingriff ein Score (Tab. 1.11) eingesetzt werden, in den neben der Lokalisation der Metastase die erwartete Überlebenszeit (Tab. 1.12) des Patienten, das Ausmaß der Metastase und das Ansprechen auf eine adjuvante Therapie einfließen.

Einfache Osteosynthesen (A1) sind bei Patienten mit einem Score von <5 indiziert, Verbundosteosynthesen (A2) sollten bei Patienten mit einem Score von 5–10 Punkten und Resektionen oder Tumorprothesen (B1, B2) bei Patienten mit einem hohen Score (10–15) verwandt werden. Der Score wird in Abhängigkeit vom allgemeinen Zustand des Patienten nach dem Karnofsky-Status adjustiert. Bei einem Karnofsky-Status unter 50 Punkten wird ein Herabstufen des Behand-

Tabelle 1.11. Scoresystem und Behandlungsempfehlung diaphysärer Läsionen der Patienten in den Gruppen 2 und 3

Überlebenszeit	Biomechanik	Größe des Defekts	Ansprechen auf adjuvante Therapie
<1 Jahr = 1	Tibia = 1	klein (1/3) = 1	ja = 0
1–2 Jahre = 3	Femur, Humerus = 2	groß (1/2) = 2	nein = 3
>2 Jahre = 6	subtrochantär, suprakondylär = 3	Defekt oder pathologische Fraktur = 3	
Bis 5 Punkte	minimal oder einfache Osteosynthese (A0, A1)		
5–10 Punkte	Verbundosteosynthese (A2)		
10–15 Punkte	Megaprothese, Spacer (B1, B2)		

Tabelle 1.12. Prädiktive Überlebenszeit und Score für das Protokoll (Tab. 1.**11**)

Überlebenszeit	Primärtumor
< 1 Jahr = 1	unbekannt, Melanom, Lunge, Pankreas, Schilddrüse (undifferenziert), Magen
1–2 Jahre = 3	Kolon, Mamma (kein Ansprechen auf adjuvante Therapie), Leber, Uterus (Ansprechen auf adjuvante Therapie)
> 2 Jahre = 6	Schilddrüse (differenziert), Myelom, Lymphom, Mamma (Ansprechen auf adjuvante Therapie), Rektum, Prostata, Niere

lungsprotokolls empfohlen, z. B. wird die einfache Osteosynthese im Gegensatz zur Verbundosteosynthese empfohlen. Bei einem Status über 50 Punkten wird das Originalprotokoll beibehalten.

Periazetabuläre Region

In der periazetabulären Region ist bei osteoblastischen oder gemischten Läsionen mit gutem Ansprechen auf eine Strahlentherapie ein konservatives Vorgehen indiziert. Eine Entlastung der Extremität sollte bis zur Verfestigung des Knochens durch die Strahlentherapie eingehalten werden. Ein operatives Vorgehen ist indiziert bei Gruppe-1-Patienten oder bei Gruppe-2-Patienten mit einer Protrusio acetabuli sowie bei Gruppe-3-Patienten mit einer osteolytischen Läsion, die nicht auf eine Strahlentherapie anspricht. Präoperativ sollte eine Angiographie in Kombination mit einer selektiven Embolisation bei gut vaskularisierten Metastasen erfolgen (z. B. Nierenzellkarzinommetastase). Ist die subchondrale Region des Azetabulums nicht beteiligt, kann der Defekt nach Kürettage mit Knochenzement aufgefüllt werden. Destruktion des subchondralen Knochens mit einer Protrusio acetabuli erfordert in der Regel eine endoprothetische Versorgung mit Abstützring oder sogar die Implantation einer Sattelprothese.

Eigene Untersuchungen haben gezeigt, dass die prophylaktische Versorgung frakturgefährdender ossärer Metastasen im Vergleich zu der Versorgung von Patienten mit bereits eingetretener pathologischer Fraktur insgesamt eine Verringerung der postoperativen Komplikationsrate bedingt. Die Patienten mit prophylaktischer Versorgung haben auch eine höhere Chance, postoperativ die volle Mobilität wiederzuerlangen. Angesichts zum Teil langer Überlebensraten nach Auftreten ossärer Metastasen stellt somit bei drohender Fraktur die prophylaktische Versorgung die Methode der Wahl gegen-

über dem konservativen Vorgehen mit persistierendem Frakturrisiko dar (Popken et al. 2002). Ähnliche Ergebnisse werden auch von Böhm u. Huber (2002) beschrieben. Sie fanden eine kürzere Überlebenszeit bei Patienten mit einer pathologischen Fraktur und eine längere Überlebenszeit bei Patienten, bei denen das Intervall zwischen der Diagnosestellung des Primärtumors und dem Auftreten der Knochenmetastase größer als 3 Jahre war. Die Resektionsgrenze korrelierte nicht mit der Überlebensrate.

Bone Grafts sollten nur bei Patienten mit einer guten Prognose nach der Klassifikation von Capanna u. Campanacci (2001) in Erwägung gezogen werden. Eine längere Entlastung der Extremität bis zur Inkorporation des Grafts ist notwendig. Bei richtiger Indikationsstellung weisen diese Patienten jedoch eine längere Überlebenszeit im Vergleich zu Patienten nach Osteosynthesen- oder Endoprothesenoperationen auf (Böhm u. Huber 2002).

Die Vergleichbarkeit der Kollektive ist jedoch schwierig, sodass nach wie vor eine individuelle interdisziplinäre Therapieplanung erfolgen muss.

▌ Literatur

Böhm P, Huber J (2002) The surgical treatment of bony metastases of the spine and limbs. J Bone Joint Surg (Br), Vol 84-B, No 4, pp 521–529

Capanna R, Campanacci DA (2001) The treatment of metastases in the appendicular skeleton. J Bone Joint Surg (Br), Vol 83-B, No 4, pp 471–481

Karnofsky DA, Burchenal JH (1949) The clinical evaluation of chemotherapeutic agents. In: McLeod E (ed) Evaluation of chemotherapeutic agents. Columbia University Press, New York

Popken F, Schmidt J, Oegur H, Göhring UJ, König DP, Braatz F, Hackenbroch MH (2002) Behandlungsergebnisse nach operativer Versorgung ossärer Mammakarzinommetastasen. Unfallchirurg 105:338–343

Auffüllung von Knochendefekten mit bioresorbierbaren Implantatmaterialien

F. BRAATZ

In der Orthopädie und der Traumatologie stellen Knochendefekte ein häufiges intraoperatives Problem dar. Bei Implantatlockerungen, Tumoren, Zysten, Frakturen mit ausgeprägten Defektzonen, Pseudarthrosen, Infektpseudarthrosen und nicht zuletzt Knocheninfektionen ergibt sich intraoperativ häufig die Notwendigkeit des Knochenersatzes oder der Knochentransplantation, um Defekte aufzufüllen und die Knochenheilung zu stimulieren. Zur Problemlösung werden autologer oder allogener spongiöser oder kortikaler Knochen, mineralische Knochenersatzmaterialien auf Calciumphosphatbasis und demineralisierte Knochenmatrix eingesetzt. In Zukunft werden rekombinante BMP (bone morphogenetic proteins) oder Wachstumsfaktoren zusätzliche Optionen darstellen. Die biologische Wirkungsweise dieser Transplantate ist sehr unterschiedlich und umfasst eine oder mehrere der folgenden Komponenten:

- eine osteokonduktive Matrix, die ein Gerüst darstellt, welches das Einwachsen des Knochens unterstützt;
- osteoinduktive Proteine, welche die Bildung funktionstüchtiger Osteoblasten aus pluripotenten Stammzellen über eine Differenzierungskaskade triggern;
- Knochen bildende Zellen (Osteoblasten oder deren Vorstufen), die in einer geeigneten Umgebung Knochen bilden können.

Die Auswahl des Knochentransplantats muss nach den vom Lokalbefund geforderten Eigenschaften des Transplantats erfolgen. Strukturelle Stabilität bieten die osteokonduktiv wirkenden Knochenersatzmaterialien auf Calciumphosphatbasis. Demineralisierte Knochenmatrix wirkt osteoinduktiv, bietet aber keine strukturelle Stabilität. So ist beispielsweise im Fall einer atrophischen Pseudarthrose die Knocheninduktion mit allen biologisch zur Verfügung stehenden Mitteln gefragt. Der Preis stellt bei zunehmendem Kostendruck im Gesundheitswesen ebenfalls ein immer wichtiger werdendes Argument dar. Ebenso kann kein noch so gutes Knochentransplantat eine stabile Osteosynthese ersetzen,

sie bleibt bei Knochendefekten mit Instabilität eine der Voraussetzungen für die Knochenheilung. Der Einsatz neuer Osteosynthesetechniken, die biologische Grundsätze berücksichtigen, in Kombination mit geeigneten Knochenersatzmaterialien minimiert das Risiko einer verzögerten oder ausbleibenden Knochenheilung. Im Folgenden werden die zur Verfügung stehenden unterschiedlichen Knochentransplantate und -ersatzmaterialien mit ihren biologischen Grundprinzipien vorgestellt und die Vor- und Nachteile diskutiert.

Autologe Knochentransplantate

Autologe Knochentransplantate haben sowohl osteokonduktive als auch osteogene und osteoinduktive Eigenschaften. Transplantiert werden können Spongiosa, kortikaler Knochen – gefäßgestielt oder frei – und autologe humane Osteoblasten. Es wird angenommen, dass die Knochenneubildung aus den autologen Transplantaten in zwei Phasen verläuft. In der ersten Phase, die ungefähr 4 Wochen dauert, wird der größte Teil der Knochenmasse von den Zellen des transplantierten Knochens gebildet. In der zweiten, anschließenden Phase wird die Knochenneubildung in zunehmendem Maß von den Zellen des Empfängers und den neu gebildeten Zellen, den Osteoblasten und endostalen Zellen übernommen.

Die autologe Spongiosaplastik wächst schnell ein und ist sehr schnell revaskularisiert. Große und größere Substanzdefekte können sehr gut aufgefüllt werden, strukturelle Stabilität bietet die Spongiosaplastik anfangs nicht. Erst nach 6–12 Monaten erreicht sie eine mechanische Stabilität, die mit der eines kortikalen Transplantats vergleichbar ist.

Nicht alle Zellarten überstehen die Transplantation; es sind überwiegend die Osteoblasten und Zellen des Endosts, die überleben und die Fähigkeit haben, Knochen zu bilden. Transplantierte Spongiosa hat überwiegend eine osteokonduktive Funktion, sie unterstützt wirkungsvoll die Neoangiogenese sowie das Einwandern von Osteoblasten und deren Vorstufen.

Die Frage, ob osteoinduktiv wirkende Faktoren, die während der Resorptionsphase von dem Transplantat abgegeben werden, analog zu Zytokinen, die im Rahmen einer inflammatorischen Reaktion abgegeben werden, ebenfalls zur Knochenbildung beitragen, ist noch nicht endgültig wissenschaftlich geklärt und muss zum jetzigen Zeitpunkt noch als Hypothese angesehen werden. Als Entnahmestellen für die Spongiosa kommen neben dem Beckenkamm die proximalen und distalen Anteile der Tibia und die distale Epi- und Metaphyse des Radius in Frage. Indikationen sind Pseudarthrosen mit und ohne Defektstrecken, Knochenzysten oder Frakturen mit Gelenkbeteiligung und großen Spongiosadefekten, z.B. im Rahmen einer Tibiakopffraktur. Die mechanische Stabilität muss bei instabilen Defekten mit einer stabilen Osteosynthese erreicht werden; hierbei sollten moderne Osteosynthesetechniken, die biologische Grundsätze berücksichtigen, bevorzugt eingesetzt werden.

Als Entnahmestelle für kortikalen Knochen wird am häufigsten der Beckenkamm genutzt. Rippen und die Fibula kommen als Entnahmeorte ebenfalls in Frage. Die Transplantation ist gefäßgestielt oder frei möglich. Autologe kortikale Transplantate haben wenig osteoinduktive Eigenschaften und wirken im Wesentlichen durch Osteokonduktion, nur die wenigen verbleibenden Osteoblasten haben eine osteogene Wirkung, die vergleichsweise gering ist. Kortikale Transplantate bieten eine gute mechanische Stabilität, freie Transplantate in den ersten 6 Wochen etwas weniger als gefäßgestielte aufgrund der Resorption und Revaskularisierung. Nach 6–12 Monaten ist der Unterschied in der mechanischen Stabilität gering. Nach der schnellen Einheilung ist das biologische Verhalten und das Remodeling ähnlich dem ortsständigen Knochen und folgt dem Wolffschen Gesetz (Wolff 1991).

Eine stabilisierende Osteosynthese ist in aller Regel notwendig. Kortikale Transplantate sind zur Überbrückung von Knochendefekten gut geeignet. Für größere Defekte über 12 cm sollte ein gefäßgestieltes Transplantat bevorzugt Verwendung finden, da für freie Transplantate hier über Transplantatversagen in 25–50% der Fälle berichtet wird (Gadzag et al. 1995). Aufgrund

der Komplikationsrate an den Entnahmestellen, z.B. Instabilitäts- oder Schwächegefühl sowie Schwäche der Zehenmuskulatur bei freier Fibulatransplantation (Tang et al. 1998), sollte bei großer Defektstrecke heutzutage die Kallusdistraktion bevorzugt eingesetzt werden. Vorteile der autologen Knochentransplantation sind die hohe Erfolgsrate und die fehlende Abstoßungsreaktion. Nachteile sind das größere operative Trauma und der verbleibende Hebedefekt. Fremdspongiosa ist mit einem Infektions-(rest)risiko behaftet, und das Führen einer Knochenbank erfordert einen erheblichen logistischen Aufwand. Aus diesen Gründen werden zunehmend Knochenersatzmaterialien eingesetzt.

Knochenersatzmaterialien

Zur Systematisierung und zum besseren Verständnis der möglichen Knochenersatzmaterialien wird im Folgenden zunächst die Zusammensetzung des Knochens dargestellt. Der zelluläre Anteil besteht neben den Osteozyten aus den Osteoblasten und den Osteoklasten. Im Rahmen der Knochenneubildung sezernieren die basophilen Osteoblasten, die gewöhnlich epithelartig in einer Reihe liegen, eine vorerst noch aus weicher Grundsubstanz und kollagenen Fibrillen bestehende Interzellularsubstanz, das Osteoid. Es ist glykoproteinhaltig und erhält erst mit der Einlagerung der Kalksalze die für den Knochen charakteristische Härte. Mit dem Verkalkungsprozess erfolgen gleichzeitig noch weitere Veränderungen der Grundsubstanz, erkennbar daran, dass sich Osteoid und Knochensubstanz in entkalkten Schnittpräparaten verschieden anfärben. Die Inhaltsstoffe der extrazellulären Matrix sind zu 69% Mineralien, im Wesentlichen Hydroxylapatit, ein Calciumphosphatkomplex. Weitere Salze sind Calciumcarbonat und Magnesiumphosphat. Daneben finden sich noch Verbindungen von Calcium, Kalium und Natrium mit Chlor und Fluor. 9% der extrazellulären Matrix sind Wasser, 22% organische Bestandteile. Diese unterteilen sich in Kollagene 90%, Lipide 0,4% und andere Proteine 9,6%. Die anderen Proteine enthalten Wachstumsfaktoren, Zytokine (z.B. bone morphogenetic proteins, protein growth factors) und Proteine zur Mineralisierung und zum Auf- und Abbau des Knochens (Osteocalcin, Osteonektin, Fibronektin, alkalische Phosphatase).

Industriell hergestellte und erhältliche Knochenersatzmaterialien bestehen zum größten Teil entweder aus mineralischen Substanzen auf Calciumphosphatbasis oder enthalten demineralisierte Knochenmatrix. Gewonnen werden die Materialien, wenn sie nicht künstlich hergestellt werden, von tierischen oder humanen Spendern.

▌ Knochenersatzmaterialien auf Calciumphosphatbasis

Knochenersatzmaterialien auf Calciumphosphatbasis, wie sie in der Orthopädie und Unfallchirurgie eingesetzt werden, wirken als osteokonduktive Matrix, bei geeigneter Implantation kann der Knochen direkt auf die Keramikoberfläche aufwachsen. Eine Übersicht über gängige Präparate und deren Inhaltsstoffe findet sich in Tab. 1.13. Die Biomaterialien auf Calciumphosphatbasis können als polykristalline Keramiken klassifiziert werden. Die Herstellung auf der Basis boviner Spongiosa, wie z.B. Endobone, erfolgt in einem zweistufigen Hochtemperaturprozess. Zunächst findet eine so genannte Pyrolyse statt bei Temperaturen über 700 °C, darauf folgt eine Sinterung bei über 1000 °C. Die hohen Temperaturen führen zur Verbrennung aller organischen Materie im Rinderknochen und sichern damit die vollständige Enteiweißung und somit die Zerstörung und Entfernung aller Bakterien, Viren und Prionen aus dem Ausgangsmaterial. Hydroxylapatitkeramiken (HA-Keramiken) sind naturgemäß spröde. Dieser Materialeigenschaft ist im klinischen Einsatz durch zusätzliche Stabilität mittels Osteosynthesen Rechnung zu tragen. Eine größere Elastizität und somit mechanische Stabilität kann durch einen

höheren Kollagenanteil erreicht werden. Dies wird beim Tutobone durch ein anderes Herstellungsverfahren mit Gammastrahlensterilisation und Lösungsmittelkonservierung erreicht.

Verbleibende organische Anteile in der Keramik, die aus bovinem Grundmaterial gewonnen wird, bergen prinzipiell ein Infektrisiko, hier ist eine mögliche BSE-Infektion immer besonders zu berücksichtigen. Die Herstellungsverfahren bieten heute jedoch einen so hohen Sicherheitsstandard, auch bei der demineralisierten Knochenmatrix, dass Zoonosen und andere Infektionen so gut wie ausgeschlossen sind.

Aufgrund ihrer mechanischen Materialeigenschaften werden HA-Keramiken zur Auffüllung von Knochendefekten vornehmlich bei Zysten oder gelenknahen Frakturen mit größeren spongiösen Defekten eingesetzt. Sie sollten in intakten Knochen eingebolzt (press-fit) und gut fixiert werden. Ein gut durchblutetes, vitales Knochenlager bietet die besten Voraussetzungen für die knöcherne Einheilung. Dafür sollten Scherkräfte auf das Implantat vermieden werden, es sollte dicht gepackt mit gutem Kontakt zum spongiösen Knochenlager eingebracht werden (Bucholz et al. 1987). Calciumphosphatkeramiken sind als poröse oder nicht poröse Blöcke in unterschiedlichsten Formen oder als poröses Granulat erhältlich. Eine Abstoßungsreaktion oder Fremdkörperreaktion wird nicht beobachtet. Die Keramiken werden vom Empfänger in aller Regel gut toleriert.

Tricalciumphosphat ist eine poröse Keramik, die nach Implantation teilweise zu Hydroxylapatit umgebaut wird. Tricalciumphosphat ist poröser und schneller resorbierbar als Hydroxylapatit, es ist aus diesen Gründen mechanisch weniger belastbar (Jarcho 1981). Der umgebaute Anteil wird langsam resorbiert, sodass er für Jahre verbleibt. Daraus ergibt sich die unberechenbare Resorptionskinetik des Tricalciumphosphats, das aus diesem Grund weniger häufig Verwendung findet. Es konnte allerdings gezeigt werden, dass mit Tricalciumphosphat bei Knochendefekten nach Trauma, gutartigen Tumoren und Zysten gute Ergebnisse erzielt werden (Bucholz et al. 1987).

Eine weitere Möglichkeit bietet das Skeletal Repair System (SRS; Norian, Cupertino, Kalifornien). Es ist ein Calciumphosphatzement zur Injektion, der innerhalb weniger Minuten fest wird. Er härtet innerhalb 12 Stunden aus bis zu einer Druckfestigkeit von 55 mPa. Aufgrund der kristallinen Struktur kann er ebenfalls resor-

Tabelle 1.13. Übersicht der Knochenersatzmaterialien auf Calciumphosphatbasis

▌ Endobone:	Pentacalcium-hydroxid-(tris)phosphat aus boviner Spongiosa
▌ Cerasorb:	β-Tricalciumbisorthophosphat
▌ chronOS:	Tricalciumphosphat, offene Poren
▌ Vitoss:	β-Tricalciumbisorthophosphat
▌ SRS:	Calciumphosphat als Zement zur Injektion
▌ Tutobone:	mit Gammastrahlen sterilisierte bovine Spongiosa

biert und durch körpereigenen Knochen ersetzt werden. Eine gute Therapieoption besteht in der Behandlung metaphysärer Frakturen mit ausgeprägter Defektzone, z.B. bei der distalen Radiusfraktur.

Demineralisierte Knochenmatrix

Die Knochenersatzmaterialien in dieser Gruppe sind kein Knochenersatz im eigentlichen Sinn. Sie wirken osteoinduktiv, das heißt, sie triggern die Bildung funktionstüchtiger Osteoblasten aus pluripotenten Stammzellen über eine Differenzierungskaskade. Auf diesem Weg wird die körpereigene Knochenbildung stimuliert. Eine Übersicht gängiger Präparate ist in Tab. 1.14 zusammengestellt.

Die Wirkungsweise der Osteogenese durch eine demineralisierte Knochenmatrix, die z.B. als Kollagenlyophilisat kommerziell erhältlich ist, beruht auf zwei physiologischen Beobachtungen:

■ Lebender Knochen ist ein biologisch sehr aktives Gewebe, das ständigem Auf- und Abbau unterliegt. Der aktuellen Druck- und Zugbelastung entsprechend werden Knochenbälkchen den Linien der höchsten Belastung folgend auf- und abgebaut. Die Bioarchitektur folgt den so genannten Trajektorien. Dieses Prinzip des Aufbaus, das „Remodeling", ist an anatomischen Schnitten und nativen Röntgenbildern des Knochens erkennbar. Es wurde bereits im vorletzten Jahrhundert im Wolffschen Gesetz beschrieben (Wolff 1991). Die notwendigen Informationen zur Knochenneubildung und Ausdifferenzierung der Osteoblasten sind in dem nicht mineralischen Anteil der Knochenmatrix enthalten.

Tabelle 1.14. Übersicht der Knochenersatzmaterialien auf Basis demineralisierter Knochenmatrix

■ Grafton:	demineralisiertes Knochenmatrixgel von humanen Spendern
■ Collos:	demineralisierte Knochenmatrix bovinen Ursprungs
■ Targobone:	demineralisierte Knochenmatrix bovinen Ursprungs in Verbindung mit Teicoplanin (Targocid)
■ DBX:	demineralisierte Knochenmatrix
■ Osteofil:	demineralisierte Knochenmatrix 24%, Gelatineträger 17% und Wasser

■ Alle Funktionsgewebe entstehen durch eine Differenzierungskaskade aus pluripotenten Stammzellen. Die einzelnen Differenzierungsschritte von der Stammzelle bis zum funktionstüchtigen Osteoblasten werden zu ganz bestimmten Zeitpunkten durch ganz bestimmte Substanzen induziert, wobei die komplexen Zusammenhänge und der genaue, auch zeitliche Ablauf noch nicht bis in das letzte Detail bekannt sind (Strassmair u. Wilhelm 2000).

Prinzipiell existieren mehrere Wege der interzellulären Kommunikation. Zum Beispiel wirken Wachstumsfaktoren (polypeptide growth factors, PGF) meist auf die Nachbarzelle; dieser Weg wird als parakrin bezeichnet. Autokrin bedeutet, dass Ausgangs- und Zielzelle ein und dieselbe ist. Endokrine Wirkmechanismen entfernt vom Bildungsort sind nicht auszuschließen.

Durch die zellulär sezernierten Substanzen bildet sich extrazellulär eine spezifische Matrix mit Signal- und Botenstoffen aus. Demineralisierte Knochenmatrix wirkt vorwiegend parakrin.

Die Präparate sind als Gele oder watteähnliche Substanzen erhältlich. Sie bieten alle keinerlei mechanische Stabilität, und bei der Implantation muss darauf geachtet werden, dass das Transplantat am Ort verbleibt. Bei einer Zyste ist das verhältnismäßig einfach, bei anderen Indikationen und Lokalisationen, z.B. an der Wirbelsäule, kann dies durch zusätzliche Implantate wie Cages sichergestellt werden. In besonderen Fällen mit großen Knochendefekten können alle Materialien kombiniert werden.

Bei den eigenen Patienten wurde Targobone eingesetzt. Um das Indikationsspektrum, vor allem bei Infekten, darzustellen, wird im Folgenden auf ausgewählte Fälle genauer eingegangen.

Targobone ist ein Kollagenlyophilisat in Verbindung mit Teicoplanin. Die Herstellung erfolgt auf der Grundlage eines biologisch aktiven Extrakts der Knochenmatrix bovinen Knochens.

Im Targobone sind in Verbindung mit Teicoplanin die osteoproduktiven Signalproteine in natives Kollagen Typ I eingeschlossen. Teicoplanin ist ein Antibiotikum mit grampositivem Spektrum, das eine hohe Konzentration im Knochen erreicht und auch bei multiresistenten Problemkeimen ein geeignetes Präparat darstellt. Dadurch kann die Indikation des Targobone wesentlich breiter gestellt und auch auf Fälle mit einer bestehenden Osteitis ausgedehnt werden.

Die Substanz ist watteähnlich und mechanisch nicht stabil, sie wirkt hämostyptisch und ist nicht röntgendicht. Die Resorption des Targobone erfolgt in 6–8 Wochen, und im Gegensatz zu mineralischem Knochenersatzmaterial ist es nicht notwendig, dass im Rahmen der Transformation viel Fremdmaterial resorbiert wird, bevor mit dem eigentlichen Knochenwiederaufbau begonnen werden kann. Die Wirkungsweise wird vielmehr als Initialzündung angegeben, nach der unmittelbar mit der Bildung körpereigenen Knochens begonnen wird. Das Risiko einer Sequesterbildung ist aus diesem Grund minimal. Die Konzentration der Wachstumsfaktoren bleibt im weiteren Verlauf, auch nach der vollständigen Resorption des Targobone, hoch.

An der Orthopädischen Universitätsklinik Köln wurde Targobone bei unterschiedlichen Indikationen eingesetzt:

▮ bei einer Revision nach Dislokation einer Klavikulaosteosynthese,
▮ nach Kürettage einer symptomatischen Kalkaneuszyste,
▮ an der Wirbelsäule bei Pseudarthrose oder Anschlussinstabilität,
▮ bei einer Osteomyelitis im Tibiakopf in Verbindung mit einer autologen Spongiosaplastik,
▮ in Kombination mit mineralischem Knochenersatzmaterial im Rahmen einer frühen Revision nach Totalendoprothesenwechsel,
▮ nach Kürettage eines Enchondromrezidivs am distalen Femur in Verbindung mit einer autologen Spongiosaplastik.

Es konnten folgende Ergebnisse erzielt werden: Im frühen radiologischen Verlauf zeigte sich in den meisten Fällen eine zunehmende knöcherne Durchbauung, wobei die Beurteilung durch die zusätzlich eingebrachte Spongiosaplastik oder das mineralische Knochenersatzmaterial beeinträchtigt war. In einem Fall, der Kalkaneuszyste, konnte auch nach über 12 Monaten keine wesentliche Knochenneubildung in der Röntgennativaufnahme nachgewiesen werden, der klinische Verlauf war im Gegensatz dazu sehr zufrieden stellend, es konnte eine volle Belastung und subjektive Beschwerdefreiheit erreicht werden. In einem weiteren Fall, dem Totalendoprothesenwechsel, wurde bei einem oberflächlichen Weichteilinfekt eine Revision notwendig.

Der Einsatz von Knochenersatzmaterialien stellt eine immer wichtiger werdende zusätzliche Therapieoption zur autologen Spongiosaplastik dar. Ob sich das Verfahren als vollständiger Ersatz der autologen Spongiosaplastik durchsetzt oder, wie in den vorgestellten Fällen überwiegend dargestellt, als mögliche zusätzliche Therapieoption bei Problemfällen, müssen weitere Untersuchungen zeigen. In Zeiten des zunehmenden Kostendrucks sind sicherlich auch die Behandlungskosten bei Entscheidungen über den Einsatz mit zu berücksichtigen.

▮ Literatur

Bucholz RW, Carlton A, Holmes RE (1987) Hydroxyapatite and tricalcium phosphate bone grafts substitutes. Orthop Clin North Am 18:323–334

Gadzag AR, Lane JM, Glaser D, Forster RA (1995) Alternatives to autogenous bone graft; efficacy and indications. J Am Acad Orthop Surg 3:1–8

Jarcho M (1981) Calcium phosphate Ceramics as hard tissue prosthetics. Clin Orthop 157:259–278

Strassmair M, Wilhelm K (2000) Knocheninduktion durch Kollagenlyophilisat – Erste Erfahrungen im Bereich der Handchirurgie. TraumaLinc 01:84–88

Tang CL, Mahoney JL, McKee MD, Richards RR, Waddell JP, Louie B (1998) Donor site morbidity following vascularized fibular grafting. Microsurgery 18:383–386

Wolff J (1991) Das Gesetz der Transformation der Knochen. Reprints medizinhistorische Schriften, Nr 4, Wessinghage/D

2 Tumor-like Lesions des Knochens

Fibröser Kortikalisdefekt und nichtossifizierendes Fibrom

M. Schneppenheim ·

Synonyme

Fibröser Kortikalisdefekt, fibröser metaphysärer Defekt.

Definition

Der fibröse metaphysäre Defekt entspricht einer zumeist klinisch stummen und sich spontan rückbildenden benignen Veränderung in der metaphysären Region von wachsenden Röhrenknochen (Adler 1998).

Inzidenz

Die Inzidenz liegt bei ca. 1–2%.

Alters- und Geschlechtsverteilung

Der fibröse Kortikalisdefekt ist die häufigste benigne Knochenerkrankung im Kindes- und jungen Erwachsenenalter (5.–20. Lebensjahr) (Ritschl et al. 1995). Das nichtossifizierende Fibrom entwickelt sich jenseits des 6.–7. Lebensjahrs. 75% der Erkrankungen finden sich im 10.–20. Lebensjahr. Die Geschlechtsverteilung zwischen Jungen und Mädchen ist 3:1.

Pathogenese

Der Defekt entsteht durch eine temporäre Störung der enchondralen Ossifikation im Randbereich der Wachstumsfugen mit umschriebenen Herden aus Bindegewebe im Knochen. Kommt es in diesem Stadium nicht zu einer spontanen Remission, so entwickelt sich ein nichtossifizierendes Fibrom.

Lokalisation

Die Erkrankung betrifft ausschließlich die Extremitäten und dort die Metaphysen der langen Röhrenknochen (Ritschl et al. 1995). Die oberen Extremitäten sind mit 4% und die unteren Extremitäten mit 96% betroffen. Die Häufigkeit im Bereich der unteren Extremitäten liegt in der Metaphyse des distalen Femurs bei 62%, in der proximalen Tibia bei 24%, in der distalen Tibia bei 6% und der Fibula bei 4%.

Klinisches Bild

Häufig wird anlässlich einer aus anderen Gründen angefertigten Röntgenaufnahme die Aufmerksamkeit auf das nichtossifizierende Knochenfibrom gelenkt. Die Defekte verursachen in der Regel keine Beschwerden oder Deformierungen. Wenn Spontanfrakturen auftreten, dann verlaufen sie häufig durch den knöchernen Defekt hindurch. Bei betroffenen Patienten lassen sich manchmal zusätzlich Hautnävi oder Café-au-lait-Flecken finden.

Differenzialdiagnose

Differenzialdiagnostische Probleme erübrigen sich durch die typische Röntgenmorphologie.

Diagnostik

Röntgen. Die Erkrankung läßt sich sicher im Röntgen diagnostizieren, weshalb keine Indikation zur Szintigraphie oder MRT-Untersuchung besteht. Im Röntgenbild imponieren rundliche, traubenförmige Knochendefekte unter der vorgewölbten und sehr dünnen restlichen Kompakta. Die verdünnte Kompakta kann sich bei starkem osteoklastären Abbau schalenartig vorwölben. Die Läsion wird von einem girlandenartigen dichten Sklerosesaum umgeben (Abb. 2.1 a, b).

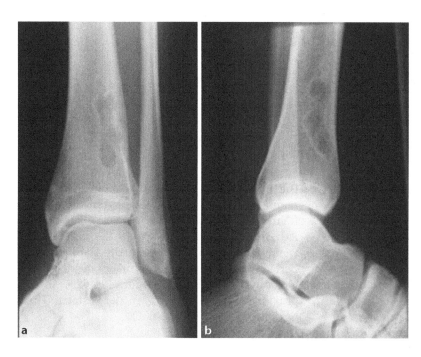

Abb. 2.1. Nichtossifizierendes Fibrom der linken distalen Tibia. Nativröntgen, **a** a.-p., **b** seitlich.

▎ Therapie

Da es meist zu einer spontanen Rückbildung kommt, ist eine Therapie nicht erforderlich. Bei drohender oder eingetretener Spontanfraktur ist eine Exkochleation oder En-bloc-Exzision ausreichend.

▎ Prognose

Die Prognose ist günstig, da der Defekt keine Tendenz zur Entartung zeigt und nach Abschluss des Wachstums eine spontane Regression aufweist. Bis dahin sind halbjährliche Röntgenkontrollen empfehlenswert.

▎ Literatur

Adler C-P (1998) Knochenkrankheiten. Diagnostik makroskopischer, histologischer und radiologischer Strukturveränderungen des Skelettes, 2. Aufl. Springer, Berlin Heidelberg New York, S 314

Köhler G (2005) Tumorartige Läsionen und benigne Knochentumoren. In: Winkelmann W (Hrsg) Tumoren, tumorähnliche Erkrankungen. Orthopädie und Orthopädische Chirurgie. Thieme, Stuttgart New York, S 88–89

Ritschl P, Wiesauer H, Krepbler P (1995) Der fibröse metaphysäre Defekt. Orthopäde 24:44–49

Periostales Desmoid

M. Schneppenheim

Synonyme

Kortikales Desmoid, fibroplastische Periostreaktion, höckriger Kortikalisdefekt, paraossales oder juxtakortikales Desmoid.

Definition

Der Begriff leitet sich vom Desmoid des Weichteilgewebes ab. Es handelt sich um eine lokale, vom Periost ausgehende und auf die Kompakta übergreifende tumorähnliche Läsion (Kimmelstiel u. Rapp 1951, Young et al. 1972).

Inzidenz

Konkrete Angaben über die Häufigkeit fehlen, da ein Großteil der periostalen Desmoide klinisch symptomlos verlaufen oder als Zufallsbefund diagnostiziert werden.

Alters- und Geschlechtsverteilung

Die Erkrankung tritt zwischen dem 3. und 17. Lebensjahr auf. Die Geschlechtsverteilung von Jungen zu Mädchen ist 3:1.

Pathogenese

Die Ätiologie dieser tumorähnlichen Veränderung ist unklar. Eine lokale, vom Periost ausgehende und auf die Kompakta übergreifende desmoide Reaktion als Wachstumsstörung oder Traumafolge könnte ursächlich sein.

Lokalisation

Die typische Läsion sitzt auf der posteromedialen Oberfläche der distalen Femurmetaphyse im Ansatzbereich der Adduktorenaponeurose an der medialen suprakondylären Prominenz (Köhler 2005).

Klinisches Bild

Häufig als Zufallsbefund oder bei Schmerzen nach Überbelastung im Bereich des medialen Kniegelenks zu finden ist diese reaktive Muskel- bzw. Sehneninsertionspathie der Extensorensehne des M. adductor magnus und der Sehne des medialen Kopfs von M. gastrocnemicus und M. plantaris. Eine klinische und radiologische Unterscheidung, die Läsion der einen oder anderen Muskelgruppe zuzuordnen, gelingt aufgrund der unmittelbar aneinander liegenden Insertionsstellen nicht.

Differenzialdiagnose

Es zeigt sich eine Ähnlichkeit mit dem fibrösen Kortikalisdefekt: dieser setzt an der medialen oder lateralen Zirkumferenz des distalen Femurbereichs an und zeigt in der Szintigraphie keinerlei Traceranreicherung.

Die wichtigere differenzialdiagnostische Abgrenzung muss zur Desmoid-Typ-Fibromatose gestellt werden (Abb. 2.2 a, b). Dieser aggressive Tumor hat eine histologische Ähnlichkeit und auch durch die Namensgebung kommt es immer wieder zu Verwechslungen, weshalb für den Pathologen die Angaben zur Lokalisation und zum klinischen Bild von Bedeutung sind.

Diagnostik

Röntgen. Es zeigt sich eine mehr oder weniger flache äußere Kompaktaarrosion, die etwa 4 mm tief und 1–2 cm lang ist. Die Arrosion ist scharf begrenzt, das Periost bildet an der Außenseite des Prozesses eine dünne Knochenhülle.

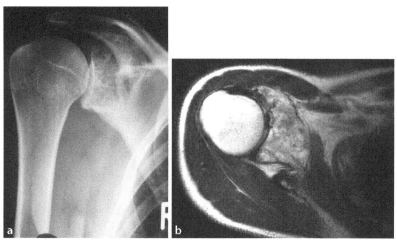

Abb. 2.2. Desmoid-Typ-Fibromatose des rechten Glenoids. **a** Röntgenaufnahme, **b** MRT (Aufnahmen Prof. Dr. H. R. Dürr, Orthopädische Klinik der LMU München).

▌ **Szintigraphie.** Die Szintigraphie zeigt eine mäßige Aktivitätsanreicherung.

▌ **Therapie**

Aufgrund der häufigen Spontanheilung ist eine Therapie meist nicht notwendig. Es empfiehlt sich eine halbjährige Röntgenkontrolle.

▌ **Prognose**

Die Erkrankung hat eine sehr gute Prognose, da es sich um eine selbst limitierende bzw. spontan ausheilende Läsion handelt.

▌ **Literatur**

Kimmelstiel P, Rapp IH (1951) Cortical defect due to periostal desmoids. Bull Hosp J Dis 12:286–297

Köhler G (2005) Tumorartige Läsionen und benigne Knochentumoren. In: Winkelmann W (Hrsg) Tumoren, tumorähnliche Erkrankungen. Orthopädie und Orthopädische Chirurgie. Thieme, Stuttgart New York, S 78

Young DW, Nogrady MB, Dunbar JS, Wiglesworth FW (1972) Benign cortical irregularities in the distal femur of children. J Can Assoc Radiol 23:107–115

Benignes fibröses Histiozytom

J. Michael

Definition

Das benigne fibröse Histiozytom ist eine seltene Neoplasie mit einem spindelzellreichen Fasergewebe. Zudem enthält es Histiozyten, Riesenzellen und Hämosiderin.

Alters- und Geschlechtsverteilung

Die Alters- und Geschlechtsverteilung ist ähnlich wie beim Riesenzelltumor. Das benigne fibröse Histiozytom tritt überwiegend im Erwachsenenalter auf mit einem Gipfel bei 30–39 Jahren. Das weibliche Geschlecht ist mit 53% gegenüber 47% der Männer etwas häufiger betroffen.

Pathologie

Histologisch lassen sich Spindelzellen, rundliche bis polygonale Zellen mit wenig Zytoplasma, histiozytäre Zellen, Xanthom- und Riesenzellen nachweisen. Die Spindelzellen produzieren kollagene Fasern, die meist spärlich sind, an der Peripherie des Tumors jedoch in größeren Mengen auftreten. Anhand eines ausführlichen Fallberichts zeigten Dominok u. Eisengarten (1980) das Vorhandensein von Histiozyten, die stellenweise wenig Siderin und Fettstoffe enthalten, im Vergleich dazu Xanthomzellen mit reichlich Fettstoffen und gleichzeitig eine geringe Anzahl von Mitosen.

Makroskopisch ist meistens die kortikale Fläche mit anhaftendem Periost intakt und unauffällig. Der Tumor zeigt polyzyklisch demarkierte, homogen strukturierte, prall-elastische, braungelb gefleckte Veränderungen (Exner et al. 1990, Greenspan u. Remagen 2000). Histologische Hinweise auf Malignität fehlen, atypische Zellen werden nicht gefunden.

Lokalisation

In einem Übersichtsbeitrag von Campanacci (1999) wird als häufigste Lokalisation des benignen fibrösen Histiozytoms die Metaphyse der langen Röhrenknochen, vor allem von Femur und Tibia, angegeben, gefolgt vom Humerus. Seltener findet man das benigne fibröse Histiozytom in den kleinen und flachen Knochen, z. B. Schulterblatt, Fibula.

Klinisches Bild

Die Patienten klagen über Schmerzen, die bereits seit längerer Zeit bestehen. Wesentliche Symptome (Fieber, Nachtschweiß, Gewichtsverlust) können fehlen. Je nach Lokalisation können Schmerzdauer und -ausprägung sehr unterschiedlich sein. Bei den klinischen Hinweisen sind ebenfalls erhebliche Differenzen vorhanden. Objektive Parameter wie Bewegungseinschränkung, Schwellung, Rötung, Überwärmung, lokaler Druckschmerz etc. sind eher die Ausnahme.

Differenzialdiagnose

Differenzialdiagnostisch müssen Enchondrom, Chondromyxoidfibrom, desmoplastisches Fibrom, Riesenzelltumor und eine aneurysmatische Knochenzyste in die Überlegungen mit einbezogen und sicher ausgeschlossen werden.

Diagnostik

Röntgen. Im Rahmen des konventionellen Röntgens finden sich zum Teil exzentrisch gelegene polyzyklisch begrenzte osteolytische Läsionen. Selten erkennt man eine Periostreaktion (Abb. 2.3).

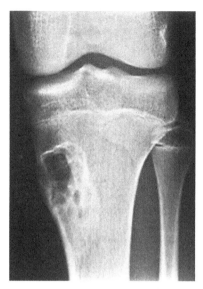

Abb. 2.3. Benignes fibröses Histiozytom.

■ **Skelettszintigraphie.** Die Skelettszintigraphie zeigt sowohl in der Früh- (Bloodpool-) als auch in der Spätphase (Knochenphase) eine deutliche Mehrbelegung der Läsion.

■ **MRT.** In der MRT kann die osteolytische Läsion in der T1-gewichteten Sequenz eher diskret signalgebend, in der T2-Gewichtung signalreich sein.

■ **Therapie**

Die Therapie des benignen fibrösen Histiozytoms besteht aus Kürettage, Exkochleation und ggf. En-bloc-Resektion je nach Größe und Ausdehnung der Osteolyse; anschließend Auffüllung des Defekts mit autologem Knochen (Spongiosa oder Knochenspan) oder Kunstknochen (z. B. Endobone). Im weiteren Verlauf kommt es dann zu einer langsamen, aber zunehmenden knöchernen Konsolidierung des Knochendefekts. In der Literatur wurde eine maligne Entartung bislang nicht beschrieben (Exner et al. 1990, Bertoni et al. 1986, MacDonald et al. 2001).

■ **Prognose**

Insgesamt hat das benigne fibröse Histiozytom, sofern es histologisch, klinisch und radiologisch auch wirklich richtig identifiziert wurde, eine sehr günstige Prognose.

■ **Literatur**

Bertoni F, Calderoni P, Bacchini P, Sudanese A, Baldini N, Present J, Campanacci M (1986) Benigne fibrous histiocytoma of bone. JBJS 68-A(8):1225–1230

Campanacci M (1999) Bone and soft tissue tumors, 2nd edition, rev. ed. Springer, Wien

Dominok GW, Eisengarten W (1980) Benignes fibröses Histiozytom des Knochens. Zbl Allg Patholog und patholog Anatomie 124:77–88

Exner GU, v Hochstetter AR, Uehlinger K (1990) Benignes fibröses Histiozytom der distalen Femurmetaphyse. Z Orthop 128:308–312

Greenspan A, Remagen W (2000) Knochentumoren – Differentialdiagnose in Radiologie und Pathologie. Thieme, Stuttgart New York

MacDonald D, Fornasier V, Holthy R (2001) Benign fibrohistiocytoma (xanthomatous variant) of the Acromion. A case report and review of the literature. Arch Pathol and Lab Medicine 126(5):599–601

▌ Fibröse Dysplasie

K. M. Peters

▌ Synonyme

Morbus Jaffé-Lichtenstein, Osteofibrosis deformans juvenilis Uehlinger, fibroossäre Dysplasie.

▌ Definition

Lokalisierter Ersatz normalen Knochens und Knochenmarks durch fibroossäres Gewebe mit ungeordneten, geflechtartigen Knochenbälkchen.

▌ Inzidenz

Die fibröse Dysplasie zählt zu den am häufigsten vorkommenden tumorähnlichen Läsionen des Knochens (tumor-like lesion). Konkrete Angaben über die Häufigkeit fehlen, da ein Großteil der fibrösen Dysplasien klinisch asymptomatisch verläuft und somit entweder nicht oder als Zufallsbefund diagnostiziert wird.

▌ Alters- und Geschlechtsverteilung

Die Erkrankung beginnt grundsätzlich im Kindesalter. Die meist asymptomatischen monostotischen Formen werden fast immer erst im 2.–4. Jahrzehnt entdeckt, die schon initial symptomatischen polyostotischen Formen hingegen in der Regel schon vor dem 10. Lebensjahr. Frauen scheinen insbesondere bei der polyostotischen Form häufiger betroffen zu sein als Männer.

▌ Pathogenese

Wahrscheinlich ersetzt aufgrund einer angeborenen lokalen Störung des Knochen bildenden Mesenchyms fibroossäres Gewebe mit typischer wirbeliger Struktur und unreifen, nicht lamellären Knochenbälkchen eine (monostotische Form) oder mehrere umschriebene Knochenregionen (polyostotische Form). Als mögliche Ursache gilt eine Mutation im arg 201 codon des Alpha-G-Proteins (Candeliere et al. 1997, Sakamoto et al. 2000). Makroskopisch zeigt sich in den befallenen Skelettabschnitten solides, festes grauweißes Bindegewebe. Das mikroskopische Bild wird durch unregelmäßig gestaltete und irregulär verteilte Faserknochenbälkchen ohne Osteoblastensäume, die in ein unterschiedlich dichtes Bindegewebe mit winkelig angeordneten Spindelzellen eingelagert sind, charakterisiert (Lindner et al. 2000).

▌ Lokalisation

Grundsätzlich kann die fibröse Dysplasie jeden Knochen betreffen. Die monostotische Form ist mindestens doppelt so häufig wie die polyostotische Form. Mehr als 50% der monostotischen Fälle sind in den langen Röhrenknochen lokalisiert, wobei hier der Femur dominiert (proximales Drittel, vor allem diametaphysärer Übergangsbereich), gefolgt von der Tibia.

▌ Klinisches Bild

In der Regel liegen bei der monostotischen Form keine klinischen Beschwerden vor. Bei größeren Herden fallen äußerlich erkennbare Verformungen der Skelettabschnitte auf. Ermüdungsbrüche und echte pathologische Frakturen sind nicht selten die ersten Symptome.

Die aggressivere polyostotische Form geht mit einer wesentlich stärkeren Symptomatik einher. Es treten Schmerzen auf, häufig Spontanfrakturen, extreme Verbiegungen der befallenen Knochen (charakteristische Hirtenstabdeformität am proximalen Femur) bis hin zu schweren neurologischen Symptomen bei Befall der Wirbelsäule und des Gesichtsschädels.

▌ McCune-Albright-Syndrom.
Eine polyostotische Form der fibrösen Dysplasie kombiniert mit endokrinen Dysfunktionen wie z.B. Pubertas praecox und Hautveränderungen (Café-au-lait-Flecken) wird als McCune-Albright-Syndrom

bezeichnet. Sie tritt vorwiegend bei Mädchen auf und macht 2–3% aller fibrösen Dysplasien aus.

▮ Differenzialdiagnose

Die Herde der polyostotischen Form stellen sich so typisch dar, dass sich differenzialdiagnostisch in der Regel keine Probleme ergeben. Hinzu kommt das typische Alter des Auftretens zwischen dem 10. und 20. Lebensjahr. Abgrenzungsschwierigkeiten können bei der monostotischen Form der fibrösen Dysplasie bestehen. Häufige benigne Differenzialdiagnosen sind die juvenile Knochenzyste, die aneurysmatische Knochenzyste und das nichtossifizierende Fibrom. Weitere seltene Differenzialdiagnosen stellen die osteofibröse Dysplasie Campanacci und das benigne fibröse Histiozytom dar. Differenzialdiagnostische Schwierigkeiten können auch gegenüber malignen knöchernen Prozessen wie einem hoch differenzierten zentralen Osteosarkom, einem malignen fibrösen Histiozytom und bei einer Herdlokalisation im Unterschenkel gegenüber einem Adamantinom auftreten.

▮ Diagnostik

▮ **Röntgen.** Die sehr variable Röntgenmorphologie der fibrösen Dysplasie ist abhängig von der Größe und Lokalisation der Herde, dem Grad der Verknöcherung und dem Kalksalzgehalt des fibrotischen Gewebes sowie dem Alter des Patienten (Tab. 2.1). In der Regel handelt es sich um vom umgebenden gesunden Knochen scharf abgegrenzte Veränderungen mit einem mehr oder weniger dicken Sklerosesaum (Abb. 2.4).

Tabelle 2.1. „Typische" Röntgenbefunde bei fibröser Dysplasie (nach Bohndorf u. Imhof 1998)

▮ Seifenblasenartiges Muster

▮ Milchglasphänomen (charakteristische Auflösung der normalen Struktur der Spongiosa, am besten mittels CT diagnostiziert)

▮ Vielkammerigkeit und Schaftverbiegung (z. B. Hirtenstabfemur)

▮ Entstehung echter Zysten durch Nekrose und Einblutung

▮ Grobe, reparativ-sklerotische Spongiosazüge bei älteren Herden

---

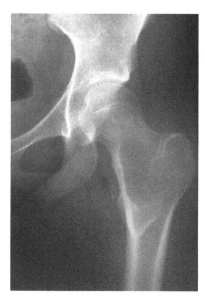

Abb. 2.4. 13-jähriges Mädchen mit monostotischer fibröser Dysplasie. Osteolyse im proximalen linken Femur ohne Kortikalisdestruktion.

Der Knochen scheint aufgetrieben mit stark verdünnter und welliger Kompakta, wobei Spontanfrakturen oder Looser-Umbauzonen auftreten können. Periostreaktionen bei beginnender oder vollzogener Frakturierung.

▮ **Szintigraphisch** stellen sich die Herde durch eine umschriebene Mehranreicherung dar, sodass eine Szintigraphie vor allem zum Ausschluss einer polyostotischen Form durchgeführt wird. Bei unklaren Fällen, insbesondere hinsichtlich der Dignität von Herden, sollte zusätzlich eine CT oder MRT veranlasst werden.

▮ Therapie

Die fibröse Dysplasie stellt eine relative Operationsindikation dar. Ein operatives Vorgehen kann angezeigt sein bei therapieresistenten Beschwerden, drohender oder eingetretener Fraktur. Kleinere Läsionen können in der Regel durch eine Kürettage und ggf. Spongiosaplastik bzw. Anlagerung eines kortikospongiösen Spans behandelt werden, bei größeren Läsionen sind in seltenen Fällen ausgedehnte Rekonstruktionen mit Knochenplastiken erforderlich. Vor Abschluss des Skelettwachstums sollte keine operative Intervention erfolgen, da hier die Rezidivrate besonders hoch ist.

▮ Prognose

Maligne Transformationen der fibrösen Dysplasie sind selten (<1:1000). In Abhängigkeit von der durchgeführten operativen Versorgung ermittelten Lindner et al. (2000) eine hohe Rezidivrate von 35%. Nach intraläsionaler Kürettage traten in 32% Rezidive auf, nach marginaler Resektion in 8%. Erfolgte eine Rekonstruktion des Defekts mit autologer Spongiosa, stieg die Rezidivrate auf 36%, bei Verwendung eines autologen kortikospongiösen Spans gar auf 55%. Nach Transplantation von homologer Spongiosa ereigneten sich nur in 18% Rezidive. Bei Einsatz eines homologen Knochenspans wurden keine Rezidive beschrieben. Die alleinige Rekonstruktion mittels Kunststoffzement in biomechanisch weniger beanspruchter Lokalisation wies eine Rezidivrate von 9% auf.

▮ Literatur

Bohndorf K, Imhof H (1998) Radiologische Diagnostik der Knochen und Gelenke. Thieme Stuttgart, New York, S 192–195

Candeliere GA, Roughley PJ, Glorieux FH (1997) Polymerase chain reaction-based technique for the selective enrichment and analysis of mosaic arg 201 mutations in G alpha s from patients with fibrous dysplasia of bone. Bone 21:201–206

Lindner N, Brinkschmidt C, Suddendorf A, Rödl R, Gosheger G, Winkelmann W (2000) Operative Rekonstruktion der fibrösen Dysplasie des Knochens im Langzeitergebnis. Z Orthop 138:152–158

Sakamoto A, Oda Y, Iwamoto Y, Tsuneyoshi M (2000) A comparative study of fibrous dysplasia and osteofibrous dysplasia with regard to $G_s\alpha$ mutation at the arg^{201} codon. J Molecular Diag 2:67–72

Knochenzysten

Aneurysmatische Knochenzyste

C. BERTRAM, F. BRAATZ

Synonyme

Aneurysmale Knochenzyste, benignes Knochenaneurysma, hämangiomatöse Knochenzyste, hämorrhagische Knochenzyste, Aneurysmal Bone Cyst.

Definition

Die aneurysmatische Knochenzyste ist eine solitäre, expansiv wachsende, osteolytische Knochenläsion, die zu den gutartigen tumorähnlichen Knochenveränderungen gezählt wird. Sie besteht makroskopisch aus unterschiedlich großen blutgefüllten Hohlräumen, die durch bindegewebige Septen abgegrenzt sind.

Inzidenz

Die Inzidenz liegt bei 1,4 pro 100 000 Einwohnern (Leuthner et al. 1999). Die tatsächliche Inzidenz muss wegen der teilweise stumm verlaufenden Erkrankungen, die zufällig entdeckt werden, und möglichen Spontanremissionen gering höher liegen. Die aneurysmatische Knochenzyste macht etwa 2% aller Knochentumoren und tumorähnlichen Erkrankungen aus.

Alters- und Geschlechtsverteilung

Die Erkrankung tritt vorwiegend im Kindes- und Jugendalter auf. 75% der Patienten sind jünger als 20 Jahre. Nur 10% der Neuerkrankungen betreffen Patienten, die älter als 30 Jahre sind. Eine geringgradige Bevorzugung des weiblichen Geschlechts mit einem Quotienten von 1:1,16 konnte nachgewiesen werden. Diese Geschlechtsverteilung wurde an einem Kollektiv von über 1096 Patienten mit 53,7% weiblichen und 46,3% männlichen Betroffenen berechnet (Leuthner et al. 1999).

Pathogenese und Pathologie

Die primären aneurysmatischen Knochenzysten entstehen spontan ohne erkennbare Ursache, während die sekundären Formen als Reaktion auf eine vorbestehende Knochenerkrankung auftreten. Häufig sind diese Vorschädigungen mit zystischen Tumoren assoziiert, wie z. B. Osteoblastom, Riesenzelltumor, Chondroblastom, der fibrösen Dysplasie oder dem teleangiektatischen Osteosarkom. Die pathophysiologischen Vorgänge sind unklar. Favorisiert wird die These, dass vaskuläre Störungen zu venösen Verschlüssen oder arteriovenösen Shunts führen, die auslösend für die zystischen Umbauvorgänge sein sollen.

Makroskopisch zeichnet sich die Läsion durch zahlreiche blutgefüllte Hohlräume aus, die durch Septen unterschiedlicher Größe getrennt sind. Die äußere Wand besteht aus periostalem Bindegewebe, das teilweise verknöchert ist und die äußere Kontur des Knochens überschreitet. Mitunter enthalten die Hohlräume auch Blutkoagel oder eine seröse Flüssigkeit. Mikroskopisch handelt es sich aber nicht um erweiterte Gefäße, da keine vaskuläre endotheliale Auskleidung innerhalb der Hohlräume zu finden ist. In den bindegewebigen Septen, die zwischen den Hohlräumen liegen, sind osteoklastäre Riesenzellen und herdförmig angeordnet geflechtartiger Knochen oder Osteoid zu sehen. Auch Hämosiderinablagerungen und mononukleäre Entzündungszellen sind zu finden. Besonders beachtet werden müssen Befunde, die einer anderen Entität zuzuordnen sind, da es sich in diesen Fällen um eine sekundäre aneurysmatische Knochenzyste handelt. Die Therapie dieser Patienten richtet sich ggf. nach dem Primärherd.

Lokalisation

Aneurysmatische Knochenzysten können jeden Knochen befallen, bevorzugt sind die Metaphysen der langen Röhrenknochen (Abb. 2.5) sowie die Wirbelsäule und das Becken (Tab. 2.2). Die kniegelenknahen Metaphysen von Femur und Tibia machen allein 23% der Fälle aus (Abb. 2.6). Selten sind diaphysäre Anteile betroffen. Die Epiphysenfugen werden von der Zyste meistens nicht durchbrochen. Es kommt zunächst zu einer exzentrischen Ausdehnung der Metaphyse, die im Gegensatz zur solitären Knochenzyste die Breite der benachbarten Epiphysenfuge übertreffen kann. Typisch ist die periostale Knochenneubildung nach vorangegangener Kortikalisdestruktion, wodurch der Eindruck eines aufgeblähten Knochens entsteht.

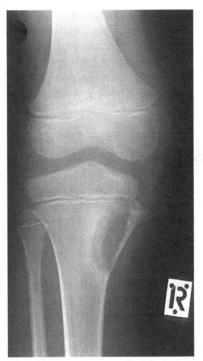

Abb. 2.6. Röntgenaufnahme einer aneurysmatischen Knochenzyste an der proximalen Tibia.

Bei Befall der Wirbelsäule sind insbesondere die dorsalen Anteile, also Wirbelbögen, Gelenk- und Dornfortsätze befallen, von hier aus können die Wirbelkörper infiltriert werden. Obwohl die Erkrankung gutartig ist, kommt es zu einem expansiven Wachstum, das auch benachbarte Knochen befällt. Auch dieses Phänomen ist besonders an der Wirbelsäule zu sehen. Von 31 Fällen mit einer Lokalisation an der Wirbelsäule betrafen alle die dorsalen Strukturen, 22 Fälle zeigten eine Ausdehnung in die Wirbelkörper und in 5 Fällen konnte ein Übergreifen der Läsion auf die benachbarten Wirbel beobachtet werden (De Kleuver et al. 1998).

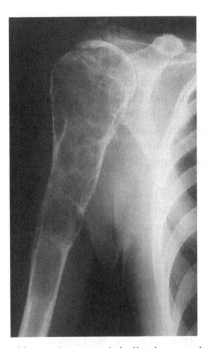

Abb. 2.5. Aneurysmatische Knochenzyste des rechten Humerus.

Tabelle 2.2. Verteilung von 897 aneurysmatischen Knochenzysten (nach Schreuder et al. 1997)

Tibia	17,5%	Fuß	6,3%
Femur	15,9%	Hand	4,7%
Wirbelsäule	11,2%	Ulna	3,8%
Becken	11,6%	Radius	3,1%
Humerus	9,1%	Andere	9,2%
Fibula	7,3%		

Klinisches Bild

Die aneurysmatischen Knochenzysten fallen durch eine Schwellung und bei stärkerer Ausdehnung auch durch Schmerzen und eine eingeschränkte Funktion der benachbarten Gelenke auf. Neurologische Ausfälle infolge einer Läsion an der Wirbelsäule wurden vereinzelt beobachtet. Pathologische Frakturen führen in 5% der Fälle zur Erstdiagnose.

Nach Enneking werden bei der aneurysmatischen Knochenzyste drei Stadien unterschieden.

Im Stadium I handelt es sich um eine latente Erkrankung, die in der Regel als Zufallsbefund erhoben wird; Stadium II sind aktive Läsionen und Stadium III sind aggressive Läsionen. Letztere sind charakterisiert durch eine rasche Progredienz des Tumors, die oft den Verdacht auf ein Malignom lenken.

▌ Differenzialdiagnose

Differenzialdiagnostisch kommen abhängig von der Stadieneinteilung nach Enneking zahlreiche Läsionen in Frage (Tab. 2.3). Zur Eingrenzung der Differenzialdiagnosen sollte neben dem Nativröntgenbild in zwei Ebenen eine Szintigraphie und MRT vorgenommen werden.

Die exakte Zuordnung gelingt oft erst durch die Biopsie, die in allen unklaren Fällen anzustreben ist.

Die juvenile Knochenzyste ist fast immer asymptomatisch und wird in der Mehrzahl der Fälle entweder als Zufallsbefund oder infolge einer pathologischen Fraktur entdeckt. Als pathognomonisch gilt das Zeichen des „fallen fragments", ein in die Zyste gefallenes Knochenfragment nach eingetretener Fraktur.

Riesenzelltumoren befallen zunächst die Epiphyse, können aber die Wachstumsfuge und Metaphyse mit erfassen. 90% der Riesenzelltumoren treten außerdem nach dem 30. Lebensjahr auf.

Das Enchondrom wächst metaphysär zentral und befällt vorwiegend die kurzen Röhrenknochen. Radiologisch fällt meist eine zentrale scharf begrenzte Osteolyse mit zentralen Verkalkungsherden auf. Das Enchondrom reichert szintigraphisch nicht an.

Das Chondromyxoidfibrom zeigt radiologisch eine exzentrische Osteolyse mit Randsklerose. Septierungen sind nicht vorhanden.

Das Chondroblastom hat seinen Ursprung epiphysär, es kann aber auch zystische Anteile enthalten und ist in 17% mit einer aneurysmatischen Knochenzyste vergesellschaftet.

Die fibröse Dysplasie und das eosinophile Granulom lassen im MRT die typischen flüssigkeitsgefüllten Hohlräume vermissen. Sie bedürfen einer bioptischen Überprüfung der Diagnose ebenso wie das teleangiektatische Osteosarkom, das selbst histopathologisch leicht mit einer aneurysmatischen Knochenzyste verwechselt werden kann. Eine Referenzpathologie sollte in allen Fällen von Knochentumoren eingeholt werden, die nicht zweifelsfrei einer Entität zuzuordnen sind.

▌ Diagnostik

▌ **Röntgen.** Nativradiologisch imponiert eine exzentrische, intraossäre multizystische Struktur, die zu einer Aufblähung der Kortikalis führt. Die Wachstumsfuge wird respektiert. An den Randzonen ist eine periostale Knochenneubildung erkennbar. In fortgeschrittenen Fällen oder bei aggressiven Läsionen zeigt sich eine Destruktion des betroffenen Knochens, die an eine maligne Erkrankung denken lässt.

▌ **Szintigraphie.** Die Knochenszintigraphie reichert in den Randbezirken der Zyste an, während im Zentrum eine normale Aktivität vorliegt.

Tabelle 2.3. Chirurgisches Stagingsystem gutartiger Knochentumoren (nach Enneking)

	Stadium	Grad	Lokalisation	Metastasen	Wachstums-charakter
▌ Benigne Läsionen	I	G 0	T 0	M 0	latent
	Tumor mit scharfer Begrenzung zur Umgebung ohne Progression.				
	II	G 0	T 0	M 0	aktiv
	Tumor mit schwacher Abgrenzung zur Umgebung, der einen lokalen Progress zeigt, ohne anatomische Grenzstrukturen (Kortikalis, Knorpel) zu durchbrechen. Aufblähungen der Kortikalis möglich.				
	III	G 0	T 1	M 0	aggressiv
	Tumor mit lokal aggressivem Wachstum, der anatomische Grenzstrukturen durchbricht, ohne Fernmetastasen auszubilden.				

▌ **MRT.** MRT-Untersuchungen zeigen die exakte anatomische Ausbreitung sowie flüssigkeitsgefüllte Hohlräume unterschiedlicher Größe mit einem hypointensen Rand. Pathognomonisch sind Spiegelbildungen innerhalb der Läsion. In den umgebenden Weichteilen ist ein Begleitödem zu erkennen. Bei Kontrastmittelgabe zeigt sich eine gut vaskularisierte Peripherie mit relativer Gefäßarmut im Zentrum der Zyste.

▌ **Labor.** Laborchemische Veränderungen treten nicht auf.

▌ **Biopsie.** Die Sicherung der Diagnose erfolgt durch eine Probebiopsie, die nach onkologischen Kriterien entnommen werden muss, um bei Nachweis eines Malignoms den Biopsiekanal vollständig resezieren zu können.

▌ Therapie

Die aneurysmatischen Knochenzysten bedürfen einer stadiengerechten Therapie (Schulte et al. 2000). Bei Läsionen im Stadium I nach Enneking (latent) genügt die ausgiebige Kürettage und Spongiosaauffüllung des Hohlraums. Da die Rezidivraten durch supraselektive Embolisationen und bei intraläsionaler Resektion (Kürettage) durch die ergänzende Verwendung einer Hochgeschwindigkeitsfräse ebenso wie durch Phenolisierung, PMMA-Auffüllung oder Kryotherapie der Zyste deutlich gesenkt werden können (Bitzan et al. 1995, Schreuder et al. 1997, Gibbs et al. 1999), sollte eines dieser Verfahren im Stadium II (aktiv) zusätzlich eingesetzt werden. Bei ausgedehnten Läsionen des Stadiums II wird eine marginale, subperiostale Resektion angestrebt. Im Stadium III (aggressive Läsion) ist eine weite extraperiostale Resektion mit Weichteilmanschette notwendig.

Entstehende Defekte können je nach Größe entweder mit Spongiosa, einem kortikospongiösen Span oder Segmenttransport mit Kallusdistraktion behoben werden.

Eine Radiatio ist ebenso wie eine Chemotherapie nicht indiziert.

Kontrolluntersuchungen sollten wegen der Rezidivgefahr halbjährlich über einen Zeitraum von 3 Jahren erfolgen.

▌ Prognose

Die Veränderung ist gutartiger Natur und hat somit eine insgesamt gute Prognose. Sie kann jedoch sekundär auf dem Boden einer anderen Knochenerkrankung auftreten, die bei Malignität limitierend ist. Fallberichte angeblich sekundär maligne entarteter aneurysmatischer Knochenzysten sind wahrscheinlich bedingt durch eine primäre Fehlinterpretation oder unzureichendes Biopsiematerial, in dem die mit der aneurysmatischen Knochenzyste assoziierte Erkrankung nicht erfasst wurde.

Die Rezidivrate ist abhängig von der biologischen Aktivität der aneurysmatischen Knochenzyste und dem gewählten Verfahren. Latente Läsionen rezidivieren nach Kürettage und Spongiosaauffüllung nur in Einzelfällen. Nach alleiniger Kürettage werden Rezidivraten von 20–60% für die Läsionen der Stadien II und III angegeben. Verbesserungen werden im Stadium II erzielt durch Verwendung einer Knochenfräse oder Phenolisierung, Kryotherapie oder PMMA-Auffüllung der Knochenhöhle nach Kürettage. Die Rezidivrate konnte dadurch auf Werte zwischen 10 und 15% gesenkt werden.

Rezidive nach marginaler Resektion werden in ca. 7% der Fälle beobachtet, bei der weiten Resektion sind keine Rezidive bekannt.

▌ Literatur

Bitzan P, Windhager R, Lang S, Richling B, Kotz R (1995) Z Orthop 133:422–428

Braatz F, Popken F, Bertram C, Rütt J, Hackenbroch MH (2002) Aneurysmatische Knochenzyste des Os metacarpale IV – Ein Fallbericht. Handchir Mikrochir Plast Chir 34:128–132

De Kleuver M, van der Heul RO, Veraart BE (1998) Aneurysmal bone cyst of the spine: 31 cases and the importance of the surgical approach. J Pediatr Orthop B 7:286–292

Gibbs CP, Hefele MC, Peabody TD, Montag AG, Aithal V, Simon MA (1999) Aneurysmal bone cyst of the extremities. Factors related to local recurrence after curettage with a high-speed burr. JBJS Am 81:1671–1678

Leuthner A, Windhager R, Lang S, Haas O, Kainberger F, Kotz R (1999) Aneurysmal bone cyst – A population based epidemiologic study and literature review. Clin Orthop 363:176–179

Schreuder HW, Veth RP, Pruszczynski M, Lemmens JA, Koops HS, Molenaar WM (1997) Aneurysmal bone cysts treated with curettage, cryotherapy and bone grafting. JBJS Br 79:20–25

Schulte M, Sarkar MR, von Baer A, Schultheiß M, Suger G, Hartwig E (2000) Die Therapie der aneurysmatischen Knochenzyste. Unfallchirurg 103:115–121

Juvenile Knochenzyste

S. Fürderer, K. M. Peters

▌ Synonyme

Einfache Knochenzyste, im Erwachsenenalter bei monolokulärem Befall solitäre Knochenzyste.

▌ Definition

Die juvenile Knochenzyste zählt zu den „tumorlike lesions". Klinisch und radiologisch imponiert sie als tumoröse Raumforderung mit osteolytischer Ausdünnung der Kortikalis, allerdings weist sie kein autonomes Wachstum auf (Abb. 2.7).

Der Verlauf ist in der Regel gutartig, und es werden Spontanremissionen beschrieben (Ambacher et al. 1999). Der tumorähnliche Charakter wird durch gelegentliches multiples Auftreten und eine ausgeprägte Rezidivfreudigkeit unterstrichen.

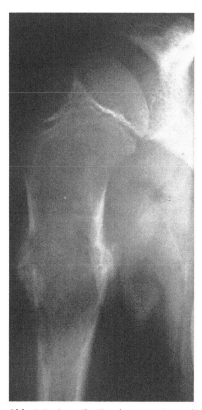

Abb. 2.7. Juvenile Knochenzyste im rechten proximalen Humerus bei einem 8-jährigen Knaben mit deutlicher Ausdünnung der Kortikalis und pathologischer Fraktur.

Charakteristisch ist das expansive Wachstum mit mechanischer Osteolyse. Die solitäre Knochenzyste ist primär einkammerig und mit seröser Flüssigkeit gefüllt. Eine Epithelauskleidung fehlt, die Zystenwand besteht aus kollagenfasrigem Bindegewebe. Eine klinisch oft beschriebene Kammerung entsteht durch die Ausbildung von Pseudosepten.

▌ Inzidenz

Über die Prävalenz der juvenilen Knochenzyste liegen keine gesicherten Daten vor, was im klinisch oft stummen Auftreten begründet ist. Dies äußert sich darin, dass 60–70% der behandelten juvenilen Knochenzysten erst durch Spontanfrakturen manifest werden.

▌ Alters- und Geschlechtsverteilung

Das Alter bei Diagnosestellung kann zwischen dem 2. und 50. Lebensjahr variieren, jedoch treten 80% der juvenilen Knochenzyste zwischen dem 10. und 20. Lebensjahr auf. Hierbei ist das männliche Geschlecht 2- bis 3-mal so häufig betroffen wie das weibliche (Adler 1973, Ambacher et al. 1999).

▌ Pathogenese

Die Ätiologie der juvenilen Knochenzyste ist bislang ungeklärt. Nach Ansicht einiger Autoren handelt es sich um reaktive, fehlentwicklungsbedingte Veränderungen der distal der Epiphysenfugen liegenden Gewebeabschnitte, die wachstumsbedingt einem erhöhten Knochenstoffwechsel unterliegen. Daneben werden auslösende Faktoren wie Traumata, Gefäßfehlbildungen, Lymphabflussstörungen oder eine gestörte enchondrale Ossifikation verantwortlich gemacht (Adler 1973, Cohen 1979).

▌ Lokalisation

In über 90% der Fälle ist die Metaphyse der langen Röhrenknochen befallen. Das Femur stellt mit 33% die häufigste Lokalisation dar, gefolgt von Humerus (23%), Tibia (11%), Kalkaneus (11%) und Becken mit 10% (Amling et al. 1996) (Abb. 2.8).

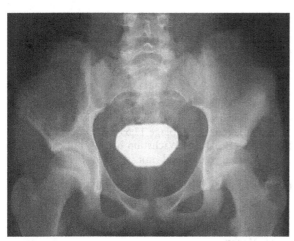

Abb. 2.8. Juvenile Knochenzyste in der rechten Beckenschaufel bei einem 13-jährigen Mädchen.

▌ Klinisches Bild

60–70% der juvenilen Knochenzysten werden erst durch Frakturen mit oder ohne adäquatem Trauma manifest. Ein weiterer Teil wird durch akzidentelle Röntgenaufnahmen im Rahmen eines Bagatelltraumas entdeckt. Schmerzen, Schwellung oder Funktionsstörungen machen nur in Einzelfällen auf eine juvenile Knochenzyste aufmerksam.

▌ Differenzialdiagnose

Die häufigste Differenzialdiagnose ist die aneurysmatische Knochenzyste, die sich jedoch bereits radiologisch durch die Mehrkammerigkeit und den extraossären aneurysmatischen Zystenanteil unterscheidet (Abb. 2.5). In seltenen Fällen können maligne Prozesse wie das teleangiektatische Osteosarkom oder das aneurysmale Cyst-like Osteosarcoma wie eine solitäre Knochenzyste imponieren.

▌ Diagnostik

▌ **Röntgen.** Die Diagnose kann durch eine konventionelle Röntgenaufnahme in den meisten Fällen sicher gestellt werden. Bei Vorliegen des charakteristischen Bildes einer metaphysär gelegenen einkammerigen Zyste ohne Zeichen der Arrosion und ohne Periostreaktion kann auf eine Diagnosesicherung mittels Biopsie verzichtet werden (Carnesale 1998).

▌ **MRT.** Im MRT stellt sich der Zysteninhalt in der T2-Gewichtung flüssigkeitsintens dar, nach i.v. Gabe von Gadoliniumkontrastmittel kommt es zu einer fokalen, peripheren oder subkortikalen Anreicherung. Bei Nachweis unterschiedlicher Signalintensitäten im Zystenlumen, niedrigem Signal in der T1-Gewichtung und einer Septierung muss an eine aneurysmatische Knochenzyste gedacht werden.

▌ Therapie

▌ **Konservative Therapie.** Fällt eine juvenile Knochenzyste im Rahmen eines Zufallsbefunds auf und besteht keine Frakturgefährdung, kann die Therapie lediglich in einer regelmäßigen klinischen und radiologischen Kontrolle bestehen. Für frakturierte Zysten sind nach konservativer Therapie und Ruhigstellung Spontanheilungen beschrieben (Carnesale 1998). In der Regel wird die juvenile Knochenzyste chirurgisch behandelt.

▌ **Operative Therapie.** Die ersten Therapiekonzepte umfassten die Zerstörung der Zystenwand und die Anlagerung von Knochen, die Resektion der Meta- und Diaphyse und die Auffüllung mit autologem oder heterologem Knochen. Der Goldstandard besteht derzeit noch in der Zysteneröffnung und der Kürettage mit anschließender auto- oder homologer Spongiosaplastik (Carnesale 1998). Neuere Methoden basieren auf der Intervention in den lokal gestörten Knochenstoffwechsel und der Stimulation der Osteogenese. Bereits 1982 wurde die intraläsionale Applikation von Corticoiden beschrieben und im Verlauf als erfolgreich bestätigt. Der zugrunde liegende Mechanismus wird in der cortisoninduzierten Degeneration der Zystenwand und der Erniedrigung der Prostaglandin-E2-, Interleukin-6- und NO-Synthese vermutet. Auf ähnlichem Konzept beruht die kontinuierliche Druckentlastung mittels kanülierter Schrauben (Ekkernkamp et al. 1990) oder die elastische Markraumschienung mit Ender-Nägeln oder flexiblen Markraumnägeln. Die Injektion von autologem Knochenmark führte in 7 von 8 Fällen von Delloye et al. (1998) nach durchschnittlich 5–6 Monaten zur inkompletten oder kompletten Ausheilung.

Rougraff et al. (2002) konnten bei 23 Patienten nach Injektion von allogener demineralisierter Knochenmatrix und autologem Knochenmark eine Ausheilung nach 3–6 Monaten beobachten, wobei eine Schmerzfreiheit und Rückkehr zur vollen Aktivität bereits nach 6 Wochen erreicht wurde. Die Signifikanz der berichteten Ergebnisse ist insgesamt unklar. Alle vorliegenden Studien zur Therapie sind retrospektive Untersuchungen. Prospektive, vergleichende oder randomisierte Studien zur Therapie der juvenilen Knochenzyste liegen bislang nicht vor.

▌ Komplikationen

Gleich welcher Therapie sie zugeführt wird, neigt die juvenile Knochenzyste zu Rezidiven. Die Rezidivraten werden in der Literatur mit zwischen 5 und 50% angegeben, wobei das Risiko bei einem Auftreten vor dem 10. Lebensjahr deutlich erhöht ist (Maurer et al. 1996). Dabei zeigen die am meisten eingesetzten invasiven Verfahren und minimal-invasive Eingriffe ähnliche Ergebnisse. Parsch et al. (1995) berichteten nach Cortisoninjektion über komplette und inkomplette Ausheilungen ohne Rezidiv in 92%. In der Serie von Rougraff et al. (2002) zeigten 5 von 23 Patienten ein Rezidiv, während Delloye et al. (1998) ein Risiko von 15% für inkomplett abgeheilte Zysten nach Injektionstherapie beschrieben. Nach Kürettage und Spongiosaplastik liegt die Rezidivrate bei 17% (Maurer et al. 1996). Auch hier ist jedoch die Datenlage aufgrund fehlender vergleichender prospektiver Studien in ihrer Aussagekraft reduziert.

▌ Literatur

Adler CP (1973) Knochenzysten. Beitr Pathol 150:103–131

Amling M, Werner M, Pösl M, Ritzel H, Welkerling H, Wening JV, Maas R, Winkler K, Heise U, Delling G (1996) Solitäre Knochenzysten. Morphologische Variationsbreite, Lokalisation, Häufigkeit und Differentialdiagnose. Pathologe 17:63–67

Becker W (1974) Das Wachstum bei jugendlichen Knochenzysten ohne und mit operativer Behandlung. Orthop Praxis 10:593–595

Campanacci M, Capanna R, Picci P (1984) Unicameral and aneurysmal bone cyst. Clin Orthop 204:25–36

Carnesale PG (1998) Benign Tumors of bone. In: Canale ST (ed) Campbell's Operative Orthopaedics, 9th ed. Mosby

Cohen J (1979) Etiology of simple bone cyst. J Bone Joint Surg [A] 52:1493–1497

Delloye C, Docquier PL, Cornu O, Poilvache P, Peters M, Woitrin B, Rombouts JJ, De Nayer P (1998) Simple bone cysts treated with aspiration and a single bone marrow injection. A preliminary report. Int Orthop 22(2):134–138

Ekkernkamp A, Muhr G, Lies A (1990) Continuous decompression. A new method in the treatment of juvenile bone cysts. Unfallchirurg 93(12):539–543

Maurer F, Ambacher T, Weller S (1996) Zystische Knochenveränderungen. Ätiologie, Diagnose, Therapieprinzipien und eigene Ergebnisse. Langenbecks Arch Chir 381:165–174

Parsch U, Arnold P, Jani L, Knapp S (1995) Die juvenile Knochenzyste. Stellenwert und Therapieergebnisse der Kortisoninjektion. Orthopäde 24:65–72

Rougraff BT, Kling TJ (2002) Treatment of active unicameral bone cysts with percutaneous injection of demineralized bone matrix and autogenous bone marrow. J Bone Joint Surg Am 84-A(6):921–929

❚ Eosinophiles Granulom

K. M. PETERS

❚ Synonyme

Solitäre oder chronische fokale Histiozytose X ohne Hand-Schüller-Christian-Syndrom, Retikuloendotheliosis, Langerhans-Tumor, Langerhans-Zell-Histiozytose.

❚ Definition

Tumorähnliche osteolytische Wucherung monozytoider Knochenmark-Retikulumzellen, vorwiegend durchsetzt mit eosinophilen Leukozyten sowie vereinzelten mehrkernigen Riesenzellen, Lymphozyten und Plasmazellen (Hefti u. Jundt 1995).

❚ Inzidenz

Die Zahl der jährlichen Neuerkrankungen wird mit 1:2 Mio. Einwohner beziffert.

❚ Alters- und Geschlechtsverteilung

Die Erkrankung tritt vorwiegend in der ersten Lebensdekade und hier überwiegend im Schulalter auf. Das männliche Geschlecht ist etwas häufiger betroffen als das weibliche (Verhältnis 4:3).

❚ Pathogenese

Herdförmige Ansammlungen von proliferierenden Histiozyten, die ultrastrukturell im Zytoplasma Langerhans- oder Birbeck-Granula zeigen. Die Granula kommen in normalen Histiozyten nicht vor, sondern finden sich in epidermalen Langerhans-Zellen.

❚ Lokalisation

Beim eosinophilen Granulom sind bevorzugt die flachen Knochen (Schädel, Rippen, Becken, Maxilla) und das Femur betroffen (Abb. 2.9).

Die Erkrankung verläuft meistens monostotisch, multiple Herde sind in ca. 20% der Fälle zu finden.

❚ Klinisches Bild

Kleinere Läsionen sind in der Regel asymptomatisch und werden vielfach lediglich als Zufallsbefund entdeckt. Bei rasch wachsenden Granulomen treten lokale Schmerzen und eine Weichteilschwellung auf. Während am Schädel gut die Hälfte der Läsionen asymptomatisch ist, entwickeln sich bei einer Granulomlokalisation im Röhrenknochen Schmerzen und auch Schwellungen.

Das Allgemeinbefinden ist bei einem solitären eosinophilen Knochengranulom in der Regel ungestört, die Symptomatik kann aber bei einem multilokulären Befall, evtl. mit Beteiligung von Haut und viszeralen Organen, gravierender aussehen: Fieberschübe, Gewichtsabnahme, erhöhte BSG, Leukozytose und auch Anämie.

Das eosinophile Knochengranulom stellt eine Unterform der Histiozytose X dar; sie umfasst drei histogenetisch ähnliche Krankheitsbilder,

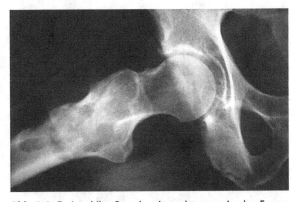

Abb. 2.9. Eosinophiles Granulom im rechten proximalen Femur.

die sich vom retikulohistiozytären Zellsystem ableiten: Morbus Hand-Schüller-Christian, Morbus Abt-Letterer-Siwe, eosinophiles Knochengranulom. Die einzelnen Krankheitsbilder können ineinander übergehen.

▌ Differenzialdiagnose

Wichtige Differenzialdiagnosen des eosinophilen Granuloms der Röhrenknochen sind das Ewing-Sarkom und die Osteomyelitis.

▌ Diagnose

▌ **Röntgen.** Röntgenologisch kann das Bild eines eosinophilen Granuloms sehr polymorph sein. Es kann sich zum einen als gut begrenzte Läsion, evtl. sogar mit Sklerosesaum, zum anderen als mottenfraßartige Destruktion mit Kompaktazerstörung und Weichgewebsinfiltration manifestieren. Knochenreste im Innern der Läsion können wie ein Sequester imponieren (button sequester). Bei diaphysärer Lokalisation finden sich häufig zwiebelschalenartige Periostreaktionen (Ludwig und Heindel 2005). Die destruierten und zusammengedrückten Wirbelkörper können im Lauf des Wachstums wieder eine nahezu normale Höhe und Form annehmen. In der Regel ist nur ein Wirbelkörper betroffen (Abb. 2.10 a, b).

▌ **Szintigraphie.** Die Skelettszintigraphie dient zum Ausschluss einer polyostotischen Form des eosinophilen Granuloms. Die Herde reichern unterschiedlich stark an (cave falsch negative Herde!). Es ist bei Diagnosestellung eines eosinophilen Granuloms ein exaktes Staging bezüglich weiterer Knochenherde und Befall innerer Organe erforderlich.

▌ Therapie

Die Therapie orientiert sich an der Lodwick-Klassifikation des jeweiligen Herdes. Bei einem solitären eosinophilen Granulom kann die Injektion mit Corticosteroiden erfolgreich sein. Bei drohenden oder neu eingetretenen Frakturen ist die Ausräumung des Herdes und die Spongiosaplastik indiziert. Aufgrund der guten Strahlensensibilität des eosinophilen Granuloms können operativ schwer zugängliche Herde mit einer Strahlendosis von 6–10 Gy behandelt werden.

▌ Prognose

Die Prognose des monostotischen und oligoostotischen eosinophilen Granuloms ist im Allgemeinen gut. Die spontane Ausheilungsphase eines eosinophilen Granuloms kann 2–10 Jahre dauern.

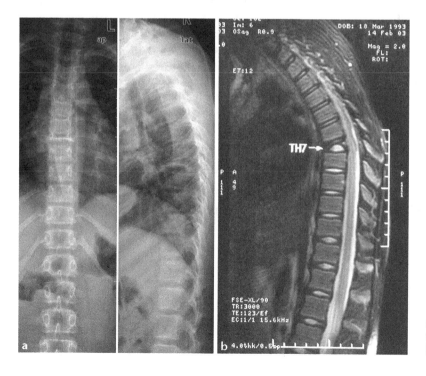

Abb. 2.10. Vertebra plana Th7.
a Röntgen der WS in zwei Ebenen.
b MRT.

▌ Literatur

Köhler G (2005) Tumorartige Läsionen und benigne Knochentumoren. In: Winkelmann W (Hrsg) Tumoren, tumorähnliche Erkrankungen. Orthopädie und Orthopädische Chirurgie. Thieme, Stuttgart New York, S 98–99

Ludwig K, Heindel W (2005) Radiologische Diagnostik von Knochentumoren und tumorähnlichen Läsionen. In: Winkelmann W (Hrsg) Tumoren, tumorähnliche Erkrankungen. Orthopädie und Orthopädische Chirurgie. Thieme, Stuttgart New York, S 41

Hefti F, Jundt G (1995) Langerhanszell Histiozytose. Orthopäde 24:73–81

Adler CP (1998) Knochenkrankheiten. Diagnostik makroskopischer, histologischer und radiologischer Strukturveränderungen des Skelettes, 2. Aufl. Springer, Berlin Heidelberg New York, S 196–199

▊ Intraossäres Ganglion

C. BERTRAM

▊ Synonyme

Synoviale Knochenzyste, juxtaartikuläres Ganglion.

▊ Definition

Das intraossäre Ganglion ist eine gutartige, zystische Knochenläsion, die mit seröser oder muköser Flüssigkeit gefüllt ist und im subchondralen Bereich nahe eines Gelenks zu finden ist.

▊ Inzidenz

Die exakte Inzidenz ist unklar, meist werden die Zysten als Zufallsbefund erhoben, da sie in der Regel asymptomatisch bleiben. Etwa 300 Einzelfallbeschreibungen sind in der Literatur veröffentlicht.

▊ Alters- und Geschlechtsverteilung

Die Erkrankung tritt im Alter zwischen 20 und 75 Jahren in Erscheinung (Durchschnitt 42 Jahre) (Helwig et al. 1994). Die Geschlechtsverteilung zwischen Frauen und Männern liegt bei 1:1,62 (Ferkel et al. 1999).

▊ Pathogenese und Pathologie

Die Ätiologie ist unklar. Hypothetisch wird die Meinung geäußert, dass intraossäre Ganglien aus einer intramedullären metaplastischen Transformation entstehen.

Das intraossäre Ganglion hat eine elfenbeinartige Farbe, ist rund und weich. Die Histologie zeigt einen glatt begrenzten Hohlraum mit einer Zystenwand aus lockerem Bindegewebe. Eine epitheliale Auskleidung fehlt den Zysten oft. Kollagenverläufe sind parallel zur Wandung ausgerichtet und teilweise aufgequollen.

▊ Lokalisation

Typischerweise liegen die Zysten epiphysär, subchondral, selten mit einer Verbindung zum benachbarten Gelenk. Sehr selten werden sie auch metaphysär gefunden.

Bevorzugt ist die untere Extremität befallen, hier insbesondere das Sprunggelenk (30%) (Helwig et al. 1994, Ferkel et al. 1999). Am Handgelenk finden sich die Zysten gehäuft in den Ossa scaphoideum et lunatum.

▊ Klinisches Bild

Die Zysten sind fast immer asymptomatisch. Gelegentlich treten diffuse Schmerzen im Gelenkbereich auf.

▊ Differenzialdiagnose

Weichteilganglien können eine intraossäre Lage vortäuschen, wenn sie den benachbarten Knochen arrodieren. Sie finden sich oft im Handgelenkbereich (Uriburur u. Levy 1999).

Geröllzysten, die im Rahmen einer Arthrose ebenfalls eine subchondrale Lage zeigen, weisen stets eine Verbindung zum Gelenk auf, das bereits degenerative Schädigungen zeigt.

Das Chondroblastom liegt auch epiphysär und hat seinen Altersgipfel im zweiten Dezennium. Die zystische Struktur des Chondroblastoms ist ebenso wie beim intraossären Ganglion durch eine Sklerosezone abgegrenzt, oft zeigt sich jedoch eine im Inneren gelegene trabekuläre Struktur.

▊ Diagnostik

Die Röntgenaufnahmen zeigen eine exzentrisch liegende lytische Läsion in Gelenknähe, die mit einem Sklerosierungssaum zur Umgebung abgegrenzt ist (Abb. 2.11). Computertomographisch zeigen die Läsionen ebenfalls den Sklerosierungssaum und können hierüber kontrolliert biopsiert werden.

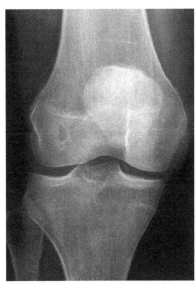

Abb. 2.11. Intraossäres Ganglion in der Epiphyse des lateralen Femurkondylus. Im a.-p. Röntgenbild ist die sklerotische Demarkierung gut zu erkennen.

▌ Therapie

Nur bei symptomatischen Zysten ist eine Therapie erforderlich. Diese besteht in der Exkochleation, bei größeren Defekten kombiniert mit einer Spongiosaplastik.

▌ Prognose

Die Prognose ist gut. Rezidive wurden in 6% der Fälle gesehen (Ferkel et al. 1999).

▌ Literatur

Ferkel RD, Field J, Scherer WP, Bernstein ML, Kasimian D (1999) Intraosseous ganglion cysts of the ankle: a report of three cases with long-time follow-up. Foot Ankle Int 20:384–388

Helwig U, Lang S, Baczynski M, Windhager R (1994) The intraosseous ganglion. A clinical-pathological report on 42 cases. Arch Orthop Trauma Surg 114:14–17

Uriburur IJ, Levy VD (1999) Intraosseous ganglia of the scaphoid and lunate bones; report of 15 cases in 13 patients. J Hand Surg AM 24:508–515

▮ Knocheninfarkt

K. M. PETERS

▮ Definition

Der Knocheninfarkt stellt eine herdförmige Nekrose von Knochen und Knochenmarksgewebe dar, die von einem hämorrhagischen Randsaum umgeben wird (Adler 1998).

▮ Alters- und Geschlechtsverteilung

Der Altersgipfel liegt in der 5. Lebensdekade, eine Geschlechtsbevorzugung liegt nicht vor.

▮ Pathogenese

Knocheninfarkte beruhen auf einer lokalen Durchblutungsstörung. Meist handelt es sich um asymptomatische Zufallsbefunde (Peters 2002).

▮ Lokalisation

Knocheninfarkte liegen in der Regel zentral meta-diaphysär oder diaphysär in den langen Röhrenknochen, oft um das Kniegelenk. Bezeichnungen wie aseptische oder avaskuläre Knochennekrosen sind Knocheninfarkten in epiphysärer oder sub-artikulärer Lokalisation vorbehalten.

▮ Klinisches Bild

Knocheninfarkte sind meist asymptomatisch. Klinische Symptome sind Schmerzen, insbesondere ein lokaler Druckschmerz, eine umschriebene Schwellung sowie in seltenen Fällen eine pathologische Fraktur.

▮ Diagnostik

▮ **Röntgen.** Im Frühstadium eines Knocheninfarkts kann der Röntgenbefund völlig unauffällig sein, später kommt es zu diskreten Struktur-auflockerungen. Hydroxylapatit-Einlagerungen führen letztlich zum typischen Bild eines landkartenartigen, unregelmäßig begrenzten Bezirks (Breitenseher 1998) (Abb. 2.12).

▮ **MRT.** Im MRT gelingt die Diagnosestellung mit der T1-gewichteten SE-Sequenz durch den Nachweis von Fett in der Läsion.

▮ Differenzialdiagnosen

Differenzialdiagnosen zum Knocheninfarkt stellen das Enchondrom (Abb. 2.13), der fibröse Kortikalisdefekt sowie die fibröse Dysplasie dar. Die differenzialdiagnostische Abgrenzung des Knocheninfarkts von anderen Knochenerkrankungen erfolgt durch den MRT-Nachweis von Fett in der Läsion (Breitenseher 1998).

▮ Therapie

Der Nachweis eines umschriebenen Knocheninfarkts bedarf in der Regel keiner Therapie.

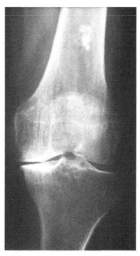

Abb. 2.12. Knocheninfarkt im Bereich des linken distalen Femurs als Zufallsbefund bei einer 82-jährigen Patientin mit medial betonter Gonarthrose.

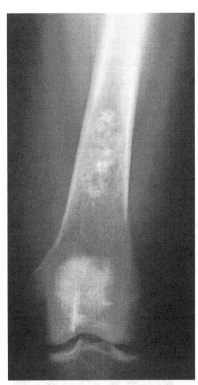

Abb. 2.13. Enchondrom des linken distalen Femurs bei einem 52-jährigen Patienten. Röntgenbild a.-p.

▌ Prognose

In seltenen Fällen kann sich aus einem Knocheninfarkt ein Sarkom entwickeln. Zeigen sich radiologisch irreguläre Areale mit destruktivem Wachstum, eine kortikale Reaktion oder eine Zerstörung der Kortikalis, ist an eine maligne Transformation zu denken.

▌ Literatur

Adler CP (1998) Knochenkrankheiten. Diagnostik makroskopischer, histologischer und radiologischer Strukturveränderungen des Skelettes. Springer, Berlin Heidelberg New York, 2. Auflage 174–175

Breitenseher M (1998) Ischämische Knochenerkrankungen. In: Bohndorf K, Imhof H (Hrsg) Radiologische Diagnostik der Knochen und Gelenke, Thieme, Stuttgart New York, 228–229

Peters KM (2002) Knocheninfarkt. In: Peters KM (Hrsg) Knochenkrankheiten. Klinik, Diagnose, Therapie. Steinkopff, Darmstadt, 111

▐ Synoviale Chondromatose

D. P. KÖNIG

▐ Definition

Die synoviale Chondromatose ist eine benigne Erkrankung mit einer metaplastischen Proliferation der Synovia. Betroffen sind subintimale Fibroblasten in der Gelenkschleimhaut, in Sehnen und Bursen. Ambroise Paré beschrieb 1558 die synoviale Chondromatose des Kniegelenks. Als Chondromatose der Kniegelenkkapsel wurde das Krankheitsbild von P. Reichel 1900 folgerichtig beschrieben.

▐ Pathogenese und Pathologie

Ursprünglich als metaplastische Veränderung beschrieben, häufen sich die Publikationen, die eine Chromosomenanomalie anführen. Gefunden wurden klonale karyotype Veränderungen und strukturelle Veränderungen am Chromosom 6. Bei einer familiären synovialen Chondromatose einhergehend mit Kleinwuchs wurden X-chromosomal gekoppelte Veränderungen beschrieben.

Fibroblasten (Stammzellen, Bindegewebszellen) in der subintimalen Schicht der Synovia transformieren zu Knorpelzellen produzierenden Foci. Diese finden sich in der Synovialmembran von Gelenken, Sehnenscheiden und Bursen. Nach Ablösen dieser Foci aus der Synovialmembran können sie als freie Gelenkkörper imponieren. Verkalken diese abgelösten Foci, sind sie radiologisch als freie Gelenkkörper zu erkennen. Milgram (1977) beschreibt drei Stadien dieser Erkrankung:

- ▐ Stadium I: aktives intrasynoviales Stadium ohne freie Gelenkkörper,
- ▐ Stadium II: transitionales Stadium mit sowohl intrasynovialer Aktivität als auch freien Gelenkkörpern,
- ▐ Stadium III: multiple freie Gelenkkörper mit einer unspezifischen Synovitis.

Unterschiedliches Proliferationsverhalten von Zellen in freien und ortsständigen Gelenkkörpern dient als Erklärungsmodell für die Frage, ob die synoviale Chondromatose eine proliferative Erkrankung ist (Mohr 2002).

Eine maligne Entartung ist selten.

▐ Klinisches Bild

Die Patienten berichten über Schmerzen, Gelenkschwellung, Krepitationen, tastbare Gelenkkörper, Bewegungseinschränkung und Gelenkblockierungen. Abb. 2.14a demonstriert radiologisch den Befall eines Schultergelenks und

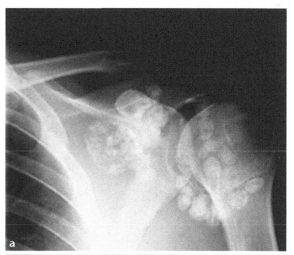
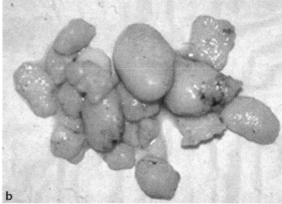

Abb. 2.14. Chondromatose des Schultergelenks. **a** Röntgenbild. **b** Die aus einer ventralen Kapseltasche des Schultergelenks gewonnenen Gelenkkörper.

Abb. 2.14b die aus einer ventralen Kapseltasche gewonnenen Gelenkkörper.

Am häufigsten befallen ist das Kniegelenk, seltener das Hüft-, Ellenbogen-, Schulter- und Kiefergelenk. Prinzipiell können alle Gelenke erkranken.

▮ Therapie

Die meisten Autoren empfehlen die Gelenkkörperentfernung, um die Entwicklung einer Arthrose zu verhindern. Eine ausschließlich arthroskopisch durchgeführte vollständige Gelenkkörperentfernung gelingt insbesondere am Schultergelenk nicht sicher, sodass nach erfolgter Arthroskopie im Zweifel eine Arthrotomie empfohlen wird. Ob eine partielle oder komplette Synovektomie notwendig ist, wird unterschiedlich bewertet. Es gibt Untersuchungen, die keine Unterschiede im Ergebnis nach ausschließlicher Gelenkkörperentfernung im Vergleich zur Gelenkkörperentfernung mit Synovektomie ergaben. Empfohlen wird die Synovektomie eher im aktiven Stadium der synovialen Chondromatose I und II nach Milgram.

▮ Prognose

Die Prognose dieser Erkrankung ist gut. Problematisch ist die Rezidivgefahr, die je nach Patientenkollektiv zwischen 0 und 22% angegeben wird. In sehr seltenen Fällen kann sich bis zu 10 Jahre nach der Diagnosestellung aus einer synovialen Chondromatose ein synoviales Chondrosarkom entwickeln. Noch nicht geklärt ist, ob sich das synoviale Chondrosarkom aus der synovialen Chondromatose durch maligne Transformation entwickelt oder ob primär ein synoviales Chondrosarkom vorgelegen hat.

▮ Literatur

Buddingh EP, Krallman P, Neff JR, Nelson M, Liu J, Bridge JA (2003) Chromosome 6 abnormalities are recurrent in synovial chondromatosis. Cancer Genet Cytogenet Jan 1;140(1):18–22

Kamineni S, O'Driscoll SW, Morrey BF (2002) Synovial osteochondromatosis of the elbow. J Bone Joint Surg 84-B(7):961–966

Milgram JW (1977) Synovial osteochondromatosis. A histopathological study of thirty cases. J Bone Joint Surg Am 59:792–801

Mohr W (2002) Is synovial osteo-chondromatosis a proliferative disease? Pathol Res Pract 198(9):585–588

Reichel P (1900) Chondromatose der Kniegelenkkapsel. Arch Klin Chir 61:717–724

Taconis WK, van der Heul RO, Taminiau AMM (1997) Synovial chondrosarcoma: report of a case and review of the literature. Skelat Radiol 26:682–685

Kartilaginäre Exostosen

F. POPKEN, G. WINNEKENDONK

Solitäre kartilaginäre Exostose

Synonyme

Osteochondrom, osteokartilaginäre Exostose, solitäre Exostose.

Definition

Als kartilaginäre Exostose bezeichnet man eine gutartige, metaphysär wachsende, überknorpelte, pilzförmige Neubildung des reifen Knochengewebes. Die Exostose sitzt entweder breitbasig (sessil) oder gestielt meist in Höhe der Metaphyse dem Knochen auf und ist von einer Knorpelkappe überzogen.

Inzidenz

Bei den kartilaginären Exostosen handelt es sich bei einem Anteil von 45% an allen gutartigen knöchernen Läsionen und 12% an allen primären Knochentumoren um die häufigste ossäre Neubildung, wobei aufgrund einer hohen Heterogenität der Studien eine hohe Variabilität der Angaben zur Epidemiologie besteht.

Alters- und Geschlechtsverteilung

Das männliche Geschlecht ist im Verhältnis 2:1 häufiger betroffen. Kartilaginäre Exostosen werden in allen Altersklassen diagnostiziert, wobei sie bei Jugendlichen unter 20 Jahren am häufigsten vorkommen. Bei Kindern unter 7 Jahren treten singuläre kartilaginäre Exostosen praktisch nicht auf. Allerdings ist gerade bei Kleinkindern eine Induktion kartilaginärer Exostosen im Rahmen einer Strahlentherapie meist von Wilms-Tumoren beschrieben.

Pathogenese

Der Tumor entwickelt sich aus versprengten Ossifikationskeimen der Wachstumsfugen und stellt somit keine echte Neoplasie dar. Die Exostosen besitzen eine eigene Wachstumsfuge, die mit Ende der Pubertät mit den anderen Wachstumsfugen ebenfalls verknöchert, wodurch ein weiteres Größenwachstum limitiert wird. Charakteristisch und von differenzialdiagnostischer Bedeutung ist die offene Verbindung zwischen dem Tumor und dem Markraum.

Pathologie

Da es sich bei den Exostosen nicht um einen echten Tumor sondern eher um versprengte Zellen der Wachstumsfugen handelt, weisen die Exostosen keine eigentliche charakteristische Histologie auf. Bei wachsenden Exostosen entspricht die Histologie prinzipiell der einer Epiphysenfuge. Die äußeren Anteile bestehen aus hyalinem Knorpel, wobei die Anzahl der Knorpelzellen zur Oberfläche hin abnimmt. Unterhalb der Knorpelschicht liegen Spongiosabälkchen, zwischen denen Fettmark eingelagert ist.

Lokalisation

Kartilaginäre Exostosen können grundsätzlich an jedem Knochen auftreten. Die Hauptlokalisationen sind die metaphysären Bereiche der langen Röhrenknochen, wobei die Knieregion (Abb. 2.15) sowie der proximale Humerus am häufigsten betroffen sind. Weitere Lokalisationen sind proximales Femur, die Phalangen der Hände und Füße, die Skapula sowie das Becken. An der Wirbelsäule finden sich Osteochondrome hauptsächlich an den Wirbelbögen sowie an den Dornfortsätzen.

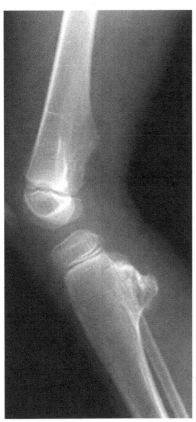

Abb. 2.15. Kartilaginäre Exostose an distalem Femur und proximaler Tibia.

▮ Klinisches Bild

Kartilaginäre Exostosen wachsen meistens langsam expansiv, sodass oft erst lokale Druckerscheinungen oder Funktionsbehinderungen oder Gefäß-Nerven-Irritationen zur Diagnose führen. Als Folge der chronischen Gewebeirritation kann sich auch eine lokale Bursa bilden, die sich wiederum entzünden kann (Bursitis exostotica). Exostosen an den Schulterblättern sind meist ventral gelegen und können zu einem Abstehen der Skapulae führen. Häufig werden die Exostosen auch als kosmetisch störend empfunden. Eine maligne Entartung ist sehr selten und wird hauptsächlich bei stammnaher Lokalisation (Becken, Wirbelsäule) beobachtet. Eine maligne Entartung tritt in der Regel in der Knorpelschicht als epiexostotisches Chondrosarkom auf. Klinische Zeichen einer malignen Entartung sind Schmerzen, eine rasche Größenzunahme insbesondere nach Wachstumsabschluss sowie ein Anwachsen des Knorpelüberzugs mit Auftreten von Kalzifikationen.

▮ Differenzialdiagnose

Periostales Chondrom, juxtakortikales Osteosarkom, Myositis ossificans, Chondrosarkom.

▮ Diagnostik

▮ **Röntgen.** Radiologisch findet sich ein pilzartiger Knochentumor, der breitbasig (sessil) oder gestielt dem Knochen – meist der Metaphyse – aufsitzt. Die Exostosen sind immer von einer dünnen Kortikalisschicht begrenzt. Die Diagnose ist durch die konventionelle Röntgenaufnahme in zwei Ebenen fast immer mit ausreichender Sicherheit zu stellen, sodass ergänzende radiologische Untersuchungen meist unnötig sind.

▮ **CT, MRT, Sonographie.** Eine Ausnahme stellen Exostosen der Skapula, des Beckens und an der Wirbelsäule dar, für deren Darstellung die Computertomographie oder MRT besser geeignet sind. Die Dicke des Knorpelüberzugs lässt sich gut mit Hilfe der MRT oder je nach Lokalisation auch der Sonographie bestimmen. Knorpelkappen mit einer Dicke von mehr als 2 cm sowie unregelmäßig von der Tumorbasis entfernt gelegene Kalzifikationen sind verdächtig auf das Vorliegen eines sekundären Chondrosarkoms.

▮ Therapie

Eine operative Abtragung ist nur notwendig, wenn lokale Druckerscheinungen auftreten oder die Exostose rasch größer wird. Es ist bei metaphysärem Sitz beim heranwachsenden Patienten besonders auf die Schonung der Wachstumsfugen zu achten.

▮ Prognose

Die Prognose ist von verschiedenen Faktoren anhängig und im Allgemeinen günstig. Um ein Rezidiv zu vermeiden, sollte die Abtragung der Exostose möglichst nach Abschluss des Wachstums erfolgen.

Multiple kartilaginäre Exostosen

▌ Synonyme

Exostotische Dysplasie, chondrale Osteome, Enchondrosis ossificans, multiple Osteomatose, Exostosenkrankheit.

▌ Definition

Multiple kartilaginäre Exostosen zeichnen sich durch den gleichzeitigen Befall mehrerer Skelettanteile aus und sind wie die solitäre kartilaginäre Exostose aus einem pilzförmigen Knochenvorsprung mit Knorpelüberzug aufgebaut.

▌ Alters- und Geschlechtsverteilung

Im Gegensatz zu den solitären kartilaginären Exostosen treten die multiplen kartilaginären Exostosen bereits im 2.–3. Lebensjahr auf. Es handelt sich um eine autosomal dominant vererbte Erkrankung. Das männliche Geschlecht ist wie bei den solitären Exostosen etwa doppelt so häufig betroffen. Die Dicke des Knorpelüberzugs hängt vom Alter des Patienten ab und ist um so größer, je jünger der Patient ist.

▌ Pathologie

Das histologische Bild unterscheidet sich mit Ausnahme der dickeren Knorpelschicht nicht wesentlich von dem der solitären Exostose.

▌ Lokalisation

Multiple kartilaginäre Exostosen (Abb. 2.**16**) befallen fast alle Skelettanteile, wobei die Knochen des Schulterskeletts, die knienahe Region sowie die Sprunggelenke bevorzugt betroffen sind. Die Exostosen liegen immer meta- und niemals epiphysär. Die Extremitäten sind im Vergleich zum Körperstamm vermehrt befallen.

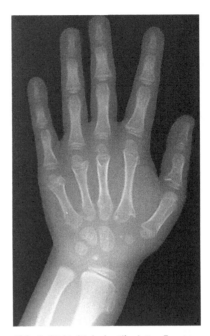

Abb. 2.16 Multiple kartilaginäre Exostosen an der Hand

▌ Klinisches Bild

Wie die solitären Exostosen wachsen auch die multiplen Exostosen langsam expansiv und treten oft erst durch lokale Druckerscheinungen oder Funktionsbehinderungen oder Gefäß-Nerven-Irritationen in Erscheinung. Allerdings können sie insbesondere am Unterarm und Unterschenkel zu Achsabweichungen und Verkürzungen am heranwachsenden Skelett führen. Die Wahrscheinlichkeit der malignen Entartung ist im Vergleich zur solitären Exostose mit 5–10% deutlich erhöht und tritt dann meist 10–20 Jahre früher auf. Die maligne Transformation betrifft meist große Exostosen, die stammnah (Becken, Schulter, Wirbelsäule) lokalisiert und mechanischen Reizen ausgesetzt sind und eine besonders dicke Knorpelkappe aufweisen. Histologisch handelt es sich meist um ein Chondrosarkom, das zumindest initial einen niedrigen Malignitätsgrad aufweist. Der Zeitpunkt der Entartung liegt selten vor dem 30. Lebensjahr. Klinische Zeichen einer malignen Entartung sind Schmerzen, eine rasche Größenzunahme insbesondere nach Wachstumsabschluss sowie ein Anwachsen des Knorpelüberzugs mit Auftreten von Kalzifikationen.

▌ Diagnostik

▌ Röntgen. Radiologisch zeigen die multiplen kartilaginären Exostosen mit Ausnahme des multilokulären Befalls eine ähnliche Morphologie wie die solitäre Exostose.

▌ Szintigraphie, MRT. Mit Hilfe der Skelettszintigraphie kann das Ausmaß des Befalls und der Anteil der enchondralen Knochenneubildung abgeschätzt werden. Insbesondere bei Befall im Beckenbereich sollten darüber hinaus MRT-Verlaufskontrollen durchgeführt werden, da so eine in diesem Bereich häufiger vorkommende maligne Entartung ohne Strahlenbelastung für den Patienten rechtzeitig entdeckt werden kann.

▌ Differenzialdiagnose

Periostales Chondrom, juxtakortikales Osteosarkom, Myositis ossificans, Chondrosarkom.

▌ Therapie

Eine Therapie ist nur bei lokalen Druckerscheinungen oder bei rascher Größenzunahme nötig. Die Vorgehensweise entspricht den bei der singulären Exostose beschriebenen Prinzipien.

▌ Literatur

Arasil E, Erdem A, Yucceer N (1996) Osteochondroma of the upper cervical spine. A case report. Spine 15, 21(4):516–518

Bottner F, Rodl R, Kordish I, Winklemann W, Gosheger G, Lindner N (2003) Surgical treatment of symptomatic osteochondroma. A three- to eight-year follow-up study. J Bone Joint Surg Br 85(8):1161–1165

Carroll KL, Yandow SM, Ward K, Carey JC (1999) Clinical correlation to genetic variations of hereditary multiple exostosis. J Pediatr Orthop 19(6):785–791

Eschelman DJ, Gardiner GA Jr, Deely DM (1995) Osteochondroma: an unusual cause of vascular disease in young adults. J Vasc Interv Radiol 6(4):605–613

Humbert ET, Mehlman C, Crawford AH (2001) Two cases of osteochondroma recurrence after surgical resection. Am J Orthop 30(1):62–64

3 Heterotope Ossifikationen und Verkalkungen

Heterotope Ossifikationen – experimentelle und klinische Aspekte

F. W. KOCH, P. BASTIAN, M. SEIDEL

Unter normalen Wachstumsvoraussetzungen und im Rahmen des physiologischen Knochenumbaus kann sich Knochengewebe nur an genetisch determinierter Lokalisation bilden. Das gilt sogar bei einer Störung in der Calciumhomöostase, also bei krankhaften Konzentrationsänderungen des Calciums oder Phosphats in der interstitiellen Gewebeflüssigkeit. Dadurch mag es zwar zu Weichteilverkalkungen kommen, nicht aber zur konsekutiven Knochensubstanzbildung.

Die orthotope Osteogenese wird heute als ein fein gesteuerter Mechanismus von Morphogenen und ihrer Antagonisten gesehen. In zeitlicher und regionaler Abstimmung werden Knochenwachstum und Differenzierungsbewahrung von den Bone Morphogenetic Proteins (BMP) und den extrazellulären Antagonisten Noggin, Chordin, Follistatin und Gremlin gesteuert (Pereira et al. 2000, Reddi 2001).

Die extraskelettäre Knochenbildung hingegen ist eine spontan oder im Zusammenhang mit anderen Erkrankungen auftretende Erscheinung, die je nach Lokalisation und Ausmaß zu einer ganz erheblichen körperlichen Beeinträchtigung führen kann. Diese normale Osteogenese an pathologischer Stelle im Weichgewebe setzt in Analogie zum physiologischen Prozess der Ossifikation in einer genetisch festgelegten Region im Skelettsystem die Funktion reifer Bindegewebszellen mit der Produktion einer Matrix voraus, die nach dem Prinzip der biogenen Mineralisation mit Kalksalzen beladen wird. Kommt es im Weichgewebe oder in nekrobiotischen Zonen jedoch ohne die Bildung von Knochenzellen nur zu einer regellosen Ablagerung von Kalksalzen, so wird dieser Vorgang als ektope Mineralisation oder Kalzifikation bezeichnet.

Die Osteogenese vollzieht sich entweder in den Wachstumsfugen der Röhrenknochen über eine knorpelige Zwischenstufe (enchondrale Ossifikation) oder durch Umwandlung eines mesenchymartigen Gewebes (z.B. Maxilla, Schädeldach) in Geflechtknochen (endesmale Ossifikation) oder auch durch Apposition neuen Knochengewebes auf bestehenden Knochenoberflächen. Nach Abschluss des Wachstums ist nur noch die appositionelle Knochenneubildung möglich, wenn nicht eine Fraktur über die Zwischenstufe des Kallus geheilt werden muss.

Jeder außerhalb des determinierten oder bereits entwickelten knöchernen Skelettsystems de novo sich bildende Knochen hat also eine pathologische Ursache.

Da ektope Ossifikationen offensichtlich den frühembryonalen Vorgang der enchondralen Knochenbildung nachahmen, ist die Darstellung der Differenzierung des die Knochenmatrix bildenden Bindegewebes in der embryonalen Skelettentwicklung zum späteren Vergleich sowohl mit den klinisch in Erscheinung tretenden extraskelettären Knochenneubildungen als auch mit anderen experimentellen Modellen der heterotopen Osteoneogenese erforderlich.

Knochenentstehung bei Vertebraten

Differenzierung des Matrix bildenden Bindegewebes in der embryonalen Skelettentwicklung

Zwei zeitlich voneinander getrennte Stadien der chondroosteogenen Differenzierung lassen sich unterscheiden: Das Stadium der Differenzierungsgenese, das die embryonalen Vorgänge bis zur Erlangung der typischen Knochenzellmorphologie und Funktion umfasst, und das Stadium der postnatalen Differenzierungsbewahrung, das den ausdifferenzierten Zustand der Skelettformation offenbar durch genetische Kontrolle aufrechterhält. Unabhängig von der Umgebung und den mechanischen Einflüssen zeigt der Knochen selbst in der Organkultur seine charakteristische Konfiguration und bewahrt sie während des weiteren Wachstums. Ektope Ossifikationen ahmen in der histomorphologischen Abfolge ihrer Entstehung unabhängig vom Induktionsmechanismus nur die frühembryonale Differenzierung nach, während eine typische

Skelettformation mit nachfolgender Differenzierungsbewahrung nicht auftritt.

Am Aufbau des Skelettsystems sind Fibroblasten, Chondroblasten und Osteoblasten als die typischen Zellen des Bindegewebes der Vertebraten beteiligt. Bereits während der embryonalen Knochenentstehung zeigen diese Zellen sowohl in der Phase der enchondralen Ossifikation als auch bei der Bildung des Knochens aus undifferenzierten Bindegewebszellen ohne Knorpelanlage (desmale, intramembranöse Ossifikation) eine enge funktionelle und histogenetische Beziehung (O'Rahilly u. Gardner 1976).

Untersuchungen über die Skelettdifferenzierung während der embryonalen Entwicklung waren lange Zeit begrenzt auf die Beschreibung des histomorphologischen Erscheinungsbilds des chondroosteogenen Differenzierungsprozesses, dem offensichtlich ein Induktionsmechanismus zugrunde lag. Der Differenzierung der Eizelle zu einem polar organisierten Zellverband im Morulastadium schließen sich die Bildung des Embryoblasten in der Blastozyste, die Entwicklung zu Keimblättern, die Mesoderm- und Neuralrohrentwicklung sowie die Auswanderung der Neuralleistenzellen als so genannte vektorielle Differenzierungsschritte an. Die für die Ausbildung eines differenzierten Zustands im Bereich der Skelettentwicklung verantwortlichen molekularen Mechanismen sind nicht völlig bekannt. Mehrere grundlegende In-vitro-Experimente zeigten jedoch deutlich den Induktionscharakter dieser Vorgänge. Benoit (1960) war durch die Transplantation von Fragmenten des Neuralrohrs in Hühnerembryonen die Induktion der Chondrogenese gelungen. Schowing (1968) konnte durch embryonale Transplantationsversuche zeigen, dass eine Induktorsubstanz aus dem Gehirn offensichtlich die Bildung der primär bindegewebigen Schädelknochenanlage bewirkt. Lash et al. (1957, 1963) induzierten ein Knorpelwachstum durch eine aus dem Neuralrohr isolierte Nukleotidfraktion von Hühnerembryonen.

Erst die biochemische Analyse der für die Knochenzellen typischen Matrixbestandteile und ihre Verwendung als Marker für spezifische Antikörper ließen eine zelltypische Abgrenzung zu. Obwohl die embryonalen Kondensationszonen der meisten Knochen bereits als knorpelige oder knöcherne Anlagen proliferieren, ist eine immunhistochemisch erfassbare Differenzierung dieser Zellen mittels der von ihnen produzierten knochentypischen Substanzen beim Menschen meist erst ab der 9. SSW möglich.

Die Untersuchungen von Nomura et al. (1988) in Form der Hybridisierung in situ haben für wenige bekannte Proteine eine zeitliche und morphologische Zuordnung des Transkriptionsvorgangs ermöglicht. Die Sequenz der kaskadenartigen Morphogenaktivierung steht zur Zeit im Mittelpunkt der osteologischen Forschung (Brunet et al. 1998).

Das Kollagen I stellt als früh nachweisbares knochentypisches, aber nicht knochenspezifisches Kollagen den Hauptbestandteil der organischen Knochenmatrix dar (Urist et al. 1983). Mit Zunahme des Entwicklungsalters der embryonalen Knochenanlage werden nun knochenspezifische nichtkollagene Proteine in geringen Mengen gebildet.

Ab der 9. SSW lässt sich das phosphorhaltige Glykoprotein Osteonektin zusammen mit dem nichtkollagenen Knochensialoprotein II (BSP II) immunhistochemisch in der perichondralen Ossifikationszone der Extremitätenknospe nachweisen.

Osteonektin liegt im Knochen im Vergleich zu anderen Geweben hoch konzentriert vor (Gehron Robey et al. 1987) und wird als Differenzierungsmarker der funktionell aktiven Matrix bildenden Zelle angesehen (Schulz et al. 1984). BSP II wird während der Frühphase der enchondralen Ossifikation erst von den entstehenden Osteoblasten, nicht aber von den Knorpelzellen gebildet.

Am experimentellen Modell der embryonalen und postnatalen Rattenkalvarienzellen konnten Yoon et al. (1987) zeigen, dass die Transkription der mRNA für zwei weitere nichtkollagene Knochenproteine, das Osteopontin (BSP I) und das Osteocalcin (BGP = Bone-GLA-Protein), bei dieser Tierart erst in der zweiten Hälfte der Fetalperiode einsetzt. Neben zwei weiteren nichtkollagenen Proteinen, Bone Proteoglycan I und II (PG I, PG II), kommt dem von Urist biochemisch analysierten Bone Morphogenetic Protein (BMP) eine große Bedeutung bei der Knocheninduktion zu, insbesondere bei Knochenumbauvorgängen des adulten Knochens (Urist 1984, 1987).

▮ Induktion der osteogenen Differenzierung im adulten Knochen

Der während der embryonalen Knochenentwicklung bestehende Funktionsverbund von Fibro-, Chondro- und Osteoblasten kommt auch im ausgewachsenen Knochen beim physiologischen Knochenumbau, der Frakturheilung und außerhalb des Skelettsystems in Form einer normal ablaufenden Osteogenese an dafür nicht vorgesehenen Stellen des Weichgewebes zum Tragen.

Groves vermutete bereits 1917 bei der Durchführung von knochenplastischen Eingriffen eine osteogene Potenz des transplantierten Knochengewebes. Da jedoch in zahlreichen Transplantationsversuchen kaum vitale Zellen im transplantierten Knochen nachgewiesen werden konnten (Faupel et al. 1987), galt die anfängliche Annahme der neuen Knochenbildung durch transplantierte vitale Knochenzellen als unwahrscheinlich.

Unter der Annahme einer diffusiblen Induktorsubstanz bei der Knochenentwicklung war es Goldhaber 1961 zum ersten Mal gelungen, durch Kultivierung von Mäusekalvarien in Diffusionskammern eine Knochenbildung in dem die Kammer umgebenden Bindegewebe zu erzeugen. Dieser Mechanismus der transmembranösen Knocheninduktion wurde 1966 von Post et al. in ähnlichen Versuchen ebenfalls angenommen. An den Stellen externer Knochenbildung, die in engem Kontakt zur Diffusionskammer stattfand, war jedoch regelmäßig eine netzförmig strukturierte basophile Substanz in der Membran nachweisbar. Ein transmembranöser Zellkontakt über pseudopodiale Zytoplasmafortsätze war nicht sicher auszuschließen (Urist et al. 1967). Urist (1967), Urist u. Mikulski (1979), Urist et al. (1979) und Reddi (1981) sahen in der aus dekalzifizierter und lyophilisierter Knochenmatrix stammenden diffusiblen Substanz BMP den für die Knochenbildung entscheidenden Faktor. Dieses saure Polypeptid mit einem Molekulargewicht von 17–18 kD war in der Lage, durch mehrere Filter einer Diffusionskammer zu diffundieren und außerhalb des Systems Bindegewebszellen in räumlicher Nähe zum Filtersystem zur Chondroosteogenese anzuregen (Urist 1977). Die chondroosteogene Potenz des BMP wurde in zahlreichen Versuchen auch im Muskelbindegewebe von Nagetieren (Reddi u. Huggins 1972, Wientroup u. Reddi 1988), in der Zellkultur (Sato u. Urist 1984) und in der klinischen Anwendung nachgewiesen (Glowacki 1981).

Die matrixinduzierte, ektope Osteogenese vollzieht sich nach der Genaktivierung der ubiquitär vorhandenen induzierbaren Vorläuferzelle (IOPC) in mehreren voneinander offensichtlich unabhängigen Teilschritten. Der chondrogenen Differenzierung dieser Mesenchymzelle in der ersten Woche folgt die weitere Knochenentwicklung in Form der enchondralen Ossifikation.

Neuere experimentelle Untersuchungen an Affen und Menschen ließen erste Zweifel an der Wirksamkeit des BMP bei der Knocheninduktion von Primaten entstehen (Aspenberg et al. 1988). Die Suche nach weiteren in der Knochenmatrix gebundenen chemischen Mediatoren der Osteogenese führte zur Isolierung des „skeletal growth factor" (SGF). Dieses Protein mit einem Molekulargewicht von 65 kD wirkte als ein knochenspezifischer Wachstumsfaktor (Drivdahl et al. 1972, Farley u. Baylink 1982), während der kurz darauf dargestellte „bone derived growth factor" (BDGF) offenbar einen mehr differenzierenden Einfluss auf den Präosteoblasten hatte (Canalis et al. 1980).

Einen in Abhängigkeit vom Stadium der Knochenbildung gegensätzlichen Effekt zeigte der „transforming growth factor-beta" (TGF-β). Der von Roberts und Sporn 1985 in zahlreichen Geweben nachgewiesene zelltransformierende Faktor wird auch von Osteoblasten gebildet, an die Knochenmatrix gebunden und offenbar bei der Knochenresorption wieder freigesetzt (Gehron Robey et al. 1987). An Kulturen von fetalem Knochen der Ratte sowie an osteoblastischen Osteosarkomzellkulturen führte der Einfluss von TGF-β zur Förderung der funktionellen Reife der Osteoblasten, indem dieser Faktor seine Wirkung auf der Transkriptionsebene entfaltet und durch gesteigerte Synthese der mRNA für Osteonektin, Kollagen I und alkalische Phosphatase die Knochenmatrixproduktion als Ausdruck der funktionellen Reife des Osteoblasten einleitet.

Die in Form einer Differenzierungskaskade ablaufende Osteogenese durch die Knocheninduktion mittels demineralisierter Knochenmatrix (Reddi 1985) ist nahezu konstant reproduzierbar (Glowacki 1986, Rüther 1987) und konnte daher beispielsweise als Versuchsmodell zur Frage der therapeutischen Beeinflussung der extraskelettären Ossifikation herangezogen werden (Plasmans et al. 1978, Rüther 1987). Dennoch ist der Differenzierungsschritt der Umwandlung von der Mesenchymzelle zum Osteoblasten unklar, da er in Abhängigkeit von der experimentellen Modifikation morphologisch und funktionell nicht einheitlich abläuft. Die Osteoblastenbildung vollzieht sich aus bisher ungeklärten Gründen nicht immer über eine chondrogene Zwischenstufe. Es kommt dann zu einer direkten Umschaltung von der Mesenchymzelle zu einer Knochen-

matrix bildenden Zelle ohne vorherige Knorpel-
bildung (Koch et al. 1994). Die Tatsache jedoch,
dass bei der durch entkalzifizierte Matrix induzierten Osteogenese die Knochenbildung über eine knorpelige Vorstufe entsteht, deutet bereits die
Variabilität der Genaktivierung in dieser Phase
der Induktion an. Scherft (1986) konnte in Zell-
kulturen an embryonalen Metatarsalia eindeutig
nachweisen, dass ein direkter Übergang vom
Chondrozytenstoffwechsel auf den Osteoblasten-
stoffwechsel und damit eine unmittelbare genetische Transformation der Knorpelzelle zum Osteoblasten möglich ist. Die matrixinduzierte Osteogenese hingegen läuft sowohl über den intramem-
branösen Weg des appositionellen Knochen-
wachstums als auch über eine chondrogene Zwischenstufe mit Verkalkung des Knorpels, nachfolgender Gefäßinvasion, Osteoblastenbildung und
Synthese der Knochenmatrix in Form der typischen enchondralen Ossifikation ab (Urist 1980,
Connor 1983, Glowacki 1986). Der im Experiment
möglichen direkten genetischen Umschaltung des
Chondrozyten auf den Osteoblasten steht somit
bei der matrixinduzierten Osteogenese, ähnlich
der physiologischen enchondralen Ossifikation
(Bona et al. 1967), die Osteoblastenbildung gegenüber, die erst nach der Hypertrophie, Verkalkung der interzellulären Knorpelmatrix und Zell-
degeneration der Knorpelzellen als histogenetisch
eigenständige Zellproliferation in Erscheinung
tritt.

Experimentelle Modelle der orthotopen und heterotopen Knochenneubildung

Die Bildung neuen Knochens im Tierexperiment
wurde in diesem Jahrhundert zum Gegenstand
intensiver Forschung, die mehrere Ziele hatte.
Dazu gehörte die Frage nach den Bedingungen,
welche die Osteogenese einleiten können oder
die Frage nach den Zellen im Weichteilgewebe,
die in der Lage sind, sich in Osteoblasten um-
zuwandeln. Das wichtigste Ziel dieser Forschun-
gen war es aber vor allem, mit Hilfe dieser Ex-
perimente einen Zugang zu finden zu einer
möglichen Therapie oder medikamentösen Beeinflussung, beispielsweise bei der physiologischen Knochenneubildung im Kallusgewebe.

Die Frage nach der Herkunft und Differenzierung der Knochenzellen im adulten Skelett sowie ihre experimentelle Beeinflussung durch

Hormone und andere Steuerungsfaktoren ist in
mehrfacher Hinsicht von therapeutischem Interesse. Unter der Voraussetzung ihrer Kenntnis
wäre einerseits eine unzureichende Osteogenese
stärker stimulierbar, andererseits wären überschießende skeletäre und extraskelettäre Ossifikationen zu hemmen.

In zahlreichen experimentellen Modellen erfolgte die Suche nach der anfänglich ubiquitär
vermuteten osteogenen Stammzelle durch Stimulation mit Induktoren, die morphologisch
zunächst unauffällige mesenchymale Zellen zu
einem Wechsel der Genexpression mit nachfolgender Proliferation und chondroosteogener
Differenzierung veranlassten. Bereits 1904 teilten Haga und Fujimura mit, dass sie mittels
wiederholter Beklopfung der Muskulatur des
Kaninchens in der Lage waren, Knochen an umschriebener Stelle zu induzieren. Aber nicht nur
auf mechanischem Wege, sondern auch durch
chemische Substanzen, wie es ein alkoholischer
Extrakt aus Knochen oder sogar Alkohol allein
darstellt (Levander u. Willstaedt 1946), gelang
die „osteogenetische Induktion".

Urist zeigte 1979 zum ersten Mal, dass ein
Protein, das er Bone Morphogenetic Protein
(BMP) nannte, in dieser Hinsicht besonders
stark wirksam war, sodass er es bereits zur De-
fektauffüllung von Pseudarthrosen mit Erfolg
verwenden konnte.

Eine große Rolle spielte auch die osteogenetische Aktivität des Übergangsepithels aus dem
Harntrakt von Hunden, Ratten, Meerschwein-
chen und Kaninchen. Zu den ersten Versuchen
dieser Art gehörten die von Huggins, der sie
1929 publizierte. Unter dem direkten Einfluss
des Übergangsepithels kam es zur reproduzier-
baren Knochenneubildung des Bindegewebes.

Basierend auf den Arbeiten von Huggins
(1931) konnte Friedenstein (1968) bereits ein
unterschiedliches Ansprechen von Bindegewebszellen auf den Induktor (Epithel) und damit eine unterschiedliche osteogenetische Kompetenz
feststellen, wenngleich in seinen Versuchen die
Geometrie, Oberflächenkonfiguration und Beschaffenheit des Wirtslagers weitgehend ver-
nachlässigt wurden.

Im so genannten Stammzellmodell gelang in
Diffusionskammerversuchen (Ashton et al.
1980) und in vitro (Owen et al. 1987) die Entwicklung von Osteoblasten aus den fibroblastäre
Kolonien formenden Knochenmarkzellen
(CFU-F). Der sich von der Stromastammzelle
ableitende Osteoblast unterschied sich hinsicht-

lich seines Ursprungs somit vom Osteoklasten. Dieser Makrophage schien sich von einem Prämonozyten, einer Stammzelle aus dem hämatopoetischen System des Knochenmarks und anderer Organe der Blutbildung herzuleiten (Buring 1975, Walker 1975).

Die weiteren experimentellen Arbeiten Friedensteins (1973, 1976) führten schließlich zu einer Unterscheidung von zwei Arten von Knochenvorläuferzellen. Er prägte den Begriff der determinierten Osteoprogenitorzelle (determinated osteogenetic precursor cell = OPC) als Knochenstammzelläquivalent aus dem Knochenmark und stellte dieser Zelle die induzierbare Osteoprogenitorzelle (inducible osteogenetic precursor cell = IOPC) als ubiquitär im Körper vorhandene Mesenchymzelle gegenüber.

Die hauptsächlich im Periost (Young 1962) und den endostalen Oberflächen des Knochenmarks ansässigen determinierten Osteoprogenitorzellen (DOPC) stellen das Stammzellreservoir zur Bereitstellung von Präosteoblasten dar, die nach Differenzierung zum Osteoblasten offensichtlich keine Mitosefähigkeit haben. Der Bedarf an Osteoblasten, die sich im Verlauf von Skelettwachstum und physiologischem Knochenumbau in Osteozyten umwandeln, wird durch die ständige Neubildung der determinierten Osteoprogenitorzellen aus dem Knochenmark gedeckt (Tonna 1966).

Die induzierbare Osteoprogenitorzelle (IOPC) hingegen ist eine meist in Muskelbindegewebe und Faszien ansässige Mesenchymzelle, die durch den Eintritt in Blutbahn und Lymphgefäße ständig ihren Standort wechseln kann. Sie wurde auch in Lymphknoten, Haut, Thymus und Milz nachgewiesen (Friedenstein 1976) und anfänglich als undifferenziert bezeichnet, da sie sich morphologisch und funktionell unter physiologischen Bedingungen wie andere Bindegewebszellen des Körpers verhielt. Ihre Fähigkeit jedoch, sich auf einen Stimulus hin einer chondroosteogenen Differenzierung zu unterziehen, zeigte einen Grad der Differenzierung an, der sie deutlich von anderen „undifferenzierten" Bindegewebszellen des menschlichen Körpers unterschied (Urist 1980). Da die Induktion dieser osteogenetisch kompetenten Zelle bei zahlreichen Erkrankungen zu einer in ihrem Ausmaß nicht vorhersehbaren Knochenbildung an unphysiologischer Stelle außerhalb des Skeletts führt, kommt der Erforschung dieses Induktionsmechanismus und seiner therapeutischen Beeinflussung eine zentrale Bedeutung zu.

▌ Heterotope Osteoneogenese durch vitale und avitale Osteoinduktoren

Zur Darstellung der Verlässlichkeit und Problematik vitaler und avitaler Modelle der Knocheninduktion bietet sich der Vergleich zwischen der epithelinduzierten Osteogenese (vitaler Induktor) und der Knocheninduktion durch dekalzifizierte Matrix (avitaler Induktor) an. Selbst die durch avitales Gewebe hervorgerufene Knocheninduktion, wie sie beispielsweise von Urist durch entkalzifizierte Matrix in zahlreichen Modifikationen ausgeführt wurde, lässt ab einer bestimmten Größenordnung keine Korrelation mehr zwischen der Größe des Induktors und dem Ausmaß neugebildeten Knochens erkennen und zeigt somit die gesamte Problematik der Interaktion von Induktor und reagierender Mesenchymzelle auf.

Urist wies nach, dass in Abhängigkeit von Größe, Gewicht und Oberflächenkonfiguration der implantierten Matrix eine sehr unterschiedliche und zunächst nicht vorhersagbare zelluläre Reaktion im Wirtslager stattfand. Die Annahme, dass das Ausmaß der zu erzielenden osteogenetischen Antwort auf einen avitalen Induktor, hier die dekalzifizierte Knochenmatrix, weitgehend eine Funktion der Größe und Geometrie dieser implantierten Knochenmatrix sei, traf nur für eine bestimmte Größenordnung zu.

Demineralisierter kompakter Knochen der Diaphyse, der nach standardisierter Vorbereitung in eine Muskeltasche implantiert wurde, unterlag der allmählichen Resorption und wurde nachfolgend durch neugebildeten Knorpel, Knochen und Knochenmark ersetzt. Wurde die unter gleichen Bedingungen präparierte Knochenmatrix von identischer Größe und gleichem Gewicht unter der Vorstellung einer Oberflächenvergrößerung und damit einer besseren Zugänglichkeit der Wirtszellen zu Matrixpartikeln mit einem Durchmesser von 200 μm gemahlen, so fand keine Knochenneubildung mehr statt.

Die Zerkleinerung der Knochenmatrix hatte zwar insgesamt zu einer enormen Oberflächenvergrößerung mit halisteretischem Kontakt der Matrixpartikel geführt, die erwartete Knochenbildung blieb jedoch weitgehend aus (Urist u. Dowell 1968).

Nach Implantation von fein gemahlener Knochenmatrix mit einer Partikelgröße von 44–74 μm konnte keine Knochenbildung mehr beobachtet werden, während eine Partikelgröße von 300–400 μm wiederum zu einer recht starken osteogenetischen Antwort führte.

Diese unterschiedliche Ansprechbarkeit der induzierbaren Osteoprogenitorzellen in Abhängigkeit von Partikelgröße und Oberflächenkonfiguration der implantierten Matrix war teils bedingt durch makrophagozytäre Resorption kleiner Partikel mit ausbleibendem morphogenetischem Effekt. Eine weitere Erklärung für die nur geringe knocheninduzierende Potenz kleiner Matrixpartikel wurde in der Möglichkeit der zu schnellen Diffusion des BMP in das Gewebe mit ungenügendem Kontakt zur induzierbaren Knochenvorläuferzelle gesehen (Reddi u. Huggins 1972).

Die Anfälligkeit der BMP-induzierten Osteogenese verdeutlichte Urist durch die Implantation von sterilen Fremdmaterialien, die aufgrund einer gesteigerten entzündlichen Abwehrreaktion oft jegliche Knochenbildung verhinderten oder trotz standardisierter Bedingungen zu sehr unterschiedlich ausgeprägter Knochenbildung führte.

▌ Vorkommen von induzierbaren Osteoprogenitorzellen in verschiedenen Körperregionen

Die auffällige klinische Beobachtung, dass periartikuläre Ossifikationen unterschiedlichen Ausmaßes nach Prothesenimplantationen in der Hüftregion bei annähernd zwei Drittel der Patienten – meist im M. glutaeus medius – auftreten, während man diese Verknöcherungen im Kniebereich nach Prothetik allenfalls in 1% der Fälle, hier vornehmlich im kniegelenknahen M. quadriceps, zu erwarten hat (Koch et al. 2003), wirft die Frage nach einer etwaigen regionalen Prädilektion von heterotopen Verknöcherungen auf.

Die kniegelenknahe Myositis ossificans traumatica sowie die in einem hohen Prozentsatz auftretenden Verknöcherungen im Kniebereich bei den so genannten neurogenen Paraosteoarthropathien nach Schädel-Hirn-Traumen zeigen die grundsätzliche Befähigung auch der Kniegelenkregion zur Bildung ausgeprägter paraartikulärer Ossifikationen.

Die Frage jedoch, ob der auffallend große Unterschied im Auftreten dieser Ossifikationen an Hüfte und Knie auch durch ein regional unterschiedlich häufiges Vorkommen der dafür verantwortlichen induzierbaren Osteoprogenitorzellen bedingt sein könnte, ist bisher nicht zu beantworten. In der so genannten Latenzperiode unterscheiden sich die induzierbaren Osteoprogenitor-

zellen beider Regionen histomorphologisch nicht von anderen Bindegewebszellen. Erst auf einen offenbar ungeklärten Stimulus hin tritt ihre genetische Befähigung, sich zum Osteoblasten zu transformieren, in Erscheinung.

Ergebnisse im Bereich der Knochenstammzellforschung (Friedenstein 1990) weisen jedoch darauf hin, dass die bisherige Annahme der permanenten Ortsständigkeit induzierbarer Osteoprogenitorzellen in zahlreichen Bindegewebsregionen des Körpers nicht mehr aufrechterhalten werden kann. Die neueren Ergebnisse Friedensteins deuten auf die Existenz zusätzlicher, extraskelettär mobiler induzierbarer Knochenvorläuferzellen hin. Ursprungsort und Mechanismus der Fortbewegung dieser Zellen, die sich nicht von den ortsständigen Knochenvorläuferzellen unterscheiden lassen, sind noch unklar. Geht man davon aus, dass während der Osteogenese außerhalb des Skeletts auch mobile induzierbare Osteoprogenitorzellen an der Knochenneubildung beteiligt sein könnten, so wird der Beitrag sowohl der mobilen als auch der ortsständigen Vorläuferzellen an der Knochenbildung nicht mehr abgrenzbar. Der in der jeweilig betroffenen periartikulären Region gemessene neugebildete Knochen muss unter diesem Aspekt folglich als summatives Ergebnis der osteogenetischen Potenz von ortsständigen, aber auch mobilen induzierbaren Osteoprogenitorzellen gesehen werden. So könnte beispielsweise die heute vielfach geübte Praxis einer präoperativen Bestrahlung vor einem geplanten hüftprothetischen Eingriff die mobilen und erst nach dem Trauma in die bestrahlte Region einwandernden Zellen nicht erfassen.

Klinische Aspekte der extraskelettären Knochenneubildung

Drei Hauptformen von Erkrankungen, die mit einer ektopen Knochenneubildung einhergehen, werden unterschieden:
- ▌ die neurogene Myositis ossificans, die in einem hohen Prozentsatz bei Schädel-Hirn-Traumen und Wirbelsäulenverletzungen mit Querschnittlähmung beobachtet wird, ohne dass bisher ein Zusammenhang von gestörtem Innervationsgebiet und Lokalisation der Knochenneubildung nachweisbar ist;
- ▌ die posttraumatische Myositis ossificans, die vorwiegend nach wie auch immer gearteten

stumpfen Verletzungen des Muskelbindegewebes in Erscheinung tritt;

▌ die Fibrodysplasia ossificans progressiva, die eine seltene genetische Störung der enchondralen Ossifikation mit autosomal dominantem Erbgang darstellt.

Jede dieser ektopen Knochenbildungen vollzieht sich in einem Netzwerk von organischer Matrix und lebenden Zellen. Am Anfang dieser Entwicklung steht die Disaggregation und Wanderung mesenchymaler Zellabkömmlinge und am Ende die Differenzierung mit Aggregation spezialisierter Zellen (Urist 1980, Brunet et al. 1998).

Diese morphologische Ereignisabfolge lässt sich besonders gut im Bereich der Ansätze gelähmter Hüftmuskeln bei der so genannten neurogenen Myositis ossificans verfolgen. Die Ursache aber, warum das Bindegewebe eines gelähmten Muskels für die Knochenbildung empfänglich ist, kennen wir bislang noch nicht. Offensichtlich müssen lokale und noch unbekannte systemische Faktoren zusammenkommen, um die Proliferation und Differenzierung des Muskelbindegewebes in Knorpel und Knochen in Gang zu setzen. Auffällig jedoch ist die Tatsache, dass nach Wirbelsäulenverletzungen Knochenneubildungen immer unterhalb des Läsionsniveaus auftreten (Abb. 3.1). Zu den lokalen Faktoren mögen eine Entzündung oder auch eine längere Ruhigstellung gehören. Der systemische Faktor indessen liegt noch ganz im Dunkeln, aber er ist sehr wahrscheinlich, denn nur bei etwa 30% der Paraplegiker kommt es zur heterotopen Knochenneubildung (Wharton u. Morgan 1970). Sie respektiert anatomische

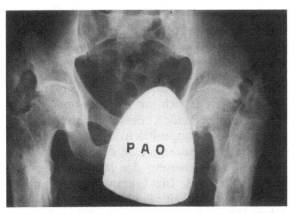

Abb. 3.1. Ein Jahr nach Luxationsverletzung LWK1/2 beidseitige neurogene Paraarthroosteopathie (PAO) mit völliger Einsteifung der Hüftgelenke.

Grenzen und Strukturen nicht mehr, scheint eher einem überregionalen Muster, wie es das propriozeptive System darstellt, zu folgen. Diese pathologische Osteoneogenese könnte also ein neuronales Muster abbilden. In Analogie zur epithelialen Osteoinduktion könnte auch die im periartikulären Rezeptorverbund gestörte neuroepitheliale Zelle zur Osteoinduktion befähigt sein. Im Zusammenhang mit einer Überexpression von Morphogenen im neuronalen Versorgungsgebiet und lokal abgeschwächter Gegensteuerung von BMP-Antagonisten wäre eine Knochenneubildung in einer primär nicht traumatisierten Gelenkregion denkbar.

Ossifikationen nach schweren Verbrennungen zeigen ein den neurogenen Osteoarthropathien ähnliches Verteilungsmuster (Evans 1991).

Sie treten in einer Häufigkeit von 0,1–3,3% auf und führen in Gelenknähe zu invalidisierender Einsteifung. Prädilektionsort bei Kindern ist die posteromediale Ellenbogenregion.

Ein anderer Anlass für eine umschriebene Osteogenese ist das stumpfe Trauma, insbesondere die wiederholte Traumatisierung eines umschriebenen Muskelabschnitts (Myositis ossificans circumscripta traumatica). Sie tritt beispielsweise als Pektoralisverknöcherung bei Rekruten in der Schießausbildung auf. Operativ bedingte unphysiologische Kapseldehnungen und forcierte Manipulationen können zu ausgeprägten periartikulären Ossifikationen führen. Sie treten selten auch einmal in der Rektusmuskulatur nach abdominellen Eingriffen sowie nach einem Pferdehufschlag oder nach Prellungen bei der Ausübung von Kontaktsportarten vorwiegend in der Vastusmuskulatur auf.

Histologisch wird hier der neugebildete Knochen durch eine Bindegewebskapsel von seiner Umgebung abgetrennt. Er organisiert sich in drei Anteile – in eine innere Proliferationszone mit spindelförmigen Zellen, eine Zentralzone mit Osteoblasten und Osteoid und eine äußere Region, die aus lamellärem Knochen mit Markanteilen besteht. Auch hier muss man eine lokale biochemische Abnormität im Muskelbindegewebe selbst, eine Störung in der intraläsionalen nervalen propriozeptiven Versorgung und einen allgemeinen Stoffwechselfaktor unbekannter Natur ursächlich in Betracht ziehen.

In engem Zusammenhang mit der traumatischen Myositis ossificans steht die missliche Folgeerscheinung einer ektopen Knochenbildung in der paraartikulären Muskulatur nach dem Einbau einer Hüfttotalendoprothese. Im Zeitalter zunehmender Endoprothetik tritt diese Form ektoper Ossifikationen, deren Ätiopathogenese heute Gegenstand zahlreicher Hypothesen ist, in den Vordergrund. Diese periartikulär lokalisierten Verknöcherungen, die als Komplikation in einem hohen Prozentsatz nach Implantation von Hüftprothesen, kaum aber bei Knieprothesen beobachtet werden, können zu einer erheblichen Funktionsbeeinträchtigung führen.

In ihrem klinisch-radiologischen und histologischen Erscheinungsbild ähnelt diese Form ektoper Knochenformierung der Myositis ossificans traumatica, ihre formalgenetische Zuordnung erscheint fraglich.

Die postoperativen Verknöcherungen in Gelenknähe führen zu teils invalidisierenden Einsteifungen und wurden therapeutisch bisher nur mit mäßigem Erfolg angegangen. Zahlreichen Faktoren wie der operationstechnisch bedingten Muskeldehnung und Weichteiltraumatisierung (Arcq 1973) wurde eine Rolle bei der Entstehung paraartikulärer Ossifikationen zugesprochen. Klinische und radiologische Beobachtungen legen den Verdacht nahe, dass die konstitutionell bedingt verstärkte knöcherne Metaplasie des Bindegewebes, wie bei der Spondylosis hyperostotica (Ott 1953) oder der ankylosierenden Hyperostose der Wirbelsäule, weniger beim Morbus Bechterew, auch nach Implantation von Hüfttotalprothesen zu verstärkter paraartikulärer Ossifikation führen (Charnley 1972, Ritter et al. 1977, Blasingname et al. 1977).

Der Einfluss operationsbedingter und anlagemäßiger Faktoren ist kaum abgrenzbar und daher hinsichtlich einer pathogenetischen Bedeutung nicht sicher verwertbar. Das periartikuläre Ossifikationsmuster lässt neben der rein mechanischen Deutung des Phänomens auch an ein neuronales Geschehen denken. Die klinisch-radiologischen Befunde machen es zunehmend wahrscheinlich, dass konstitutionelle Faktoren beteiligt sind. Patienten, die nach Hüftprothesenimplantation paraartikuläre Ossifikationen gebildet haben, neigen auch nach der Operation der Gegenseite zu solchen gelenknahen Verknöcherungen.

Ektope Ossifikation in Karzinomen und Übergangsepithelien

▌ Epithelinduzierte Osteogenese

Nicht nur im Bindegewebe der Muskulatur wird die pathologische Neuentwicklung von Knochen beobachtet, sondern auch in anderen Gewebearten, im Narbenbereich nach Laparotomien (Mebius 1924), in der Niere (Liek 1906) und häufiger auch in der Umgebung des Harnblasenepithels (Poscharissky 1905), im Gefolge gastrischer Adenokarzinome (Baldus et al. 2002) und kolorektaler Karzinome sowie selten auch in Karzinomen der Haut (Roth et al. 1963).

Dieser Mechanismus der Knochenbildung durch „Übergangs"epithelien und „entartete" Epithelien (Karzinome) ist bis heute nicht geklärt.

Die histomorphologische Untersuchung der epithelinduzierten Osteogenese lässt im Stadium des Bone Remodeling keine wesentlichen Unterschiede zur physiologischen Knochenbildung im Skelettsystem erkennen (Koch et al. 1992). Der aus dem epithelinduzierten geflechtartigen Knochen neu gebildete lamelläre Knochen weist zwar kleine Gefäßkanäle und trabekuläre Strukturen mit den Elementen des Knochenmarks auf, formt sich jedoch in dem mechanisch nicht belasteten Lager nie zu Osteonen um.

Die röntgendiffraktometrische Analyse des Knochenminerals aus dem normalen skelettären Knochen eines Wirtstiers im Vergleich mit dem im gleichen Tier epithelinduzierten Knochen zeigt das nahezu identische Reflexmuster der biogenen Mineralisation (Koch et al. 2003).

Ektope Ossifikationen bei Fibrodysplasia ossificans progressiva

Bei der Fibrodysplasia ossificans progressiva (FOP) handelt es sich um ein autosomal dominant vererbtes Leiden, dessen klinisches Bild neben einer kongenitalen Missbildung der Großzehen von einer im Lauf des Lebens zunehmenden Verknöcherung des Muskelbindegewebes geprägt wird. Die Erkrankung beginnt in der frühen Kindheit. Prädilektionsstellen sind Halsregion, Wirbelsäule und Schultergürtel. Zwerchfell, Herzmuskel und glatte Muskulatur bleiben ausgespart (Cohen et al. 1993).

Die klinischen Symptome können spontan auftreten oder durch chirurgische Eingriffe, Frakturen, stumpfe Weichteiltraumen oder auch Injektionen ausgelöst werden. Oft ohne nachweisbare Veränderungen in Gewebe oder Blut kommt es schubweise, spontan oder nach einem Trauma unter den Zeichen einer leichten Entzündung zur interstitiellen Knochenneubildung im Bindegewebe von Muskel, Sehne und Ligamenten mit Degeneration und mechanischer Verdrängung der Muskelfasern. Von Knochen ummauerte Gelenkpartner zeigen eine vermehrte Strahlentransparenz. Es besteht wegen der biomechanisch ungünstigen Krafteinleitung und der langen Hebelarme eine periartikuläre Frakturgefahr. Keine Therapie kann das Fortschreiten der Erkrankung aufhalten, sodass sich im Lauf der Zeit groteske Einsteifungen der großen Gelenke mit lokomotorischer Hilflosigkeit entwickeln. Der Exzision von ektopen Ossifikationen folgt rasch die erneute überschießende Knochenneubildung. Durch die nicht seltenen Verknöcherungen der Interkostalmuskulatur (Abb. 3.2) tritt der vorzeitige Tod meist als Folge einer Aspirationspneumonie oder auch einer Kachexie wegen eingetretener Kiefersperre ein.

Aktuelle Ergebnisse weisen darauf hin, dass in den Zellen von Patienten mit FOP nach Überexpression von BMP-4 eine nur schwache Reaktion der extrazellulären Antagonisten Chordin, Follistatin, Noggin und Gremlin erfolgt. Die nach einem Weichteiltrauma mangelnde Gegenregulation durch diese schnell diffusiblen BMP-Antagonisten lässt die rasche Expansion des BMP-4-Gradienten und damit zwangsläufig die Osteoinduktion in extraskelettären Körperregionen zu (Ahn et al. 2003).

Eine Störung des räumlich und zeitlich fein regulierten Systems von Knochenmorphogenen (BMP) und ihrer Antagonisten lässt die gemeinsame Ätiopathogenese der ektopen Ossifikation sowohl bei der Fibrodysplasia ossificans progressiva als auch bei sämtlichen anderen Erkrankungen mit extraskelettärer Knochenneubildung wahrscheinlicher werden.

Am Modell der epithelialen Osteoinduktion wird zur Zeit überprüft, ob die Ursache für diese Störung von Morphogenen und ihrer Antagonisten auf molekularer Ebene einer neuralen (neuroepithelialen) Einflusskomponente unterliegt (Koch et al. 2003).

▌ Literatur

Ahn J, Serrano de la Pena L, Shore EM, Kaplan FS (2003) Paresis of a bone morphogenetic protein-antagonist response in a genetic disorder of heterotopic skeletogenesis. J Bone Joint Surg Am 85:667–674

Arcq M (1973) Die paraartikuläre Ossifikation – eine Komplikation der Totalendoprothese des Hüftgelenkes. Arch orthop Unfall- Chir 77:108–131

Aspenberg P, Lohmander SL, Thorngren KG (1988) Failure of bone induction by bone matrix in adult monkeys. J Bone Joint Surg 70-B:625–627

Ashton BA, Allen CR, Howlett CR, Eaglesom CC, Hattori A, Owen M (1980) Formation of bone and cartilage by marrow stromal cells in diffusion chambers in vivo. Clin Orthop and Rel Res 151:294–307

Baldus SE, Mönig SP, Schneider PM, Hölscher AH, Dienes HP (2002) Adenokarzinom des Magens mit heterotoper Ossifikation. Der Pathologe 2:156–160

Blasingname JP, Resnick D, Coutts RD, Danzig LA (1981) Extensive Spinal Osteophytosis as a Risk Factor for Heterotopic Bone Formation after Total Hip Arthroplasty. Clinical Orthopedics and Related Research 161:191–197

Bona C, Stanecu V, Dumitrescu MS, Ionescu V (1967) Histochemical and cytoenzymological studies in myositis ossificans. Acta Histochem 27:207–224

Brunet LJ, McMahon JA, McMahon AP, Harland RM (1998) Noggin, cartilage morphogenesis, and joint formation in the mammalian skeleton, Science 280:1455–1457

Buring K (1975) On the origin of cells in heterotopic bone formation. Clin Orthop 110:293–302

Canalis E, Peck A, Raisz LG (1980) Stimulation of DNA and collagen synthesis by autogenous growth factor in cultured fetal rat calvaria. Science 210:1021–1023

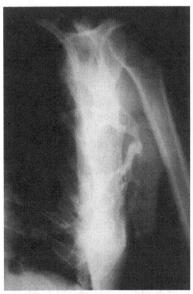

Abb. 3.2. Gürtelförmige Verknöcherung der periskapulären und interkostalen Muskulatur des linken Hemithorax bei Fibrodysplasia ossificans progressiva.

Charnley J (1972) The long-term results of low-friction arthroplasty of hip performed as primary intervention. J Bone and Joint Surg 54:B:61–78

Cohen RB, Hahn GV, Tabas JA, Peeper J, Levitz LC, Sando A, Sando N, Zasloff M, Kaplan FS (1993) The Natural History of Heterotopic Ossification in Patients Who Have Fibrodysplasia Ossificans Progressiva. J Bone and Joint Surg 75-A:215–219

Connor JM (1983) Soft tissue ossification. Springer, Berlin Heidelberg NewYork Tokyo

Drivdahl RHG, Howard A, Baylink DJ (1982) Extracts of bone contain a potent regulator of bone formation. Biochem Biophys Acta 714:26–33

Farley JR, Baylink DJ (1982) Purification of a skeletal growth factor from human bone. Biochemistry 21:3502–3513

Evans EB (1991) Heterotopic bone formation in thermal burns. Clin Orthop 263:94–101

Faupel L, Kunze A, Schulz A, Kafurke H (1987) Die Durchblutung autologer korticospongiöser Transplantate. Hefte z Unfallheilk 185:65–68

Friedenstein AY, Lalykina KS, Tolmacheva AA (1968) Osteogenic activity of peritoneal fluid cells induced by transitional epithelium. Acta Anat 68:532

Friedenstein AY (1973) Determined and inducible osteogenetic precursor cells. In: Hard tissue growth, repair and remineralization. Ciba Foundation Symposium II. Elsevier, New York, pp 169–181

Friedenstein AY (1976) Precursor cells of mechanocytes. Int Rev Cytol 47:327–355

Friedenstein AY (1990) Osteogenic stem cells in the bone marrow. In: Heersche JNM, Kanis JA (eds) Bone and Mineral Research/7. Elsevier Science Publishers BV

Gehron Robey P, Young MF, Flanders KC, Roche NS, Kondaiah P, Reddi AH, Termine JD, Sporn MB, Roberts AB (1987) Osteoblast synthesize and respond to transforming growth factor-type beta (TGF-beta) in vitro. J Cell Biol 105:457–463

Glowacki J, Kaban LB, Murray JE, Folkman J, Mulliken JB (1981) Application of the biological principle of induced osteogenesis for craniofascial defects. Lancet 959–962

Glowacki J, Cox KA (1986) Osteoclastic features of cells that resorb bone implants in rats. Calcif Tissue Int 39:97

Glowacki J, Jasty M, Goldring SR (1986) Comparison of multinucleated cells elicited in rats by particulate bone, polyethylene, or polymethylmethacrylate. J Bone Miner Res 1:327

Goldhaber P (1961) Osteogenic induction across millipore filters in vivo. Science 133:2065–2067

Groves EWH (1917) Methods and results of transplantation of bone in the repair of defects. Br J Surg 5:185–204

Haga F (1904) Über Myositis ossificans traumatica (Reit- und Exerzierknochen). Arch Klin Chir 72:64–78

Huggins CB (1929) Influence of urinary tract mucosa on the experimental formation of bone. Proc Soc Exp Biol Med, Vol XXVII, pp 349–350

Huggins CB (1931) The phosphatase activity of transplants of the epithelium of the urinary bladder to the abdominal wall producing heterotopic ossification. Biochem J 25:728–732

Huggins CB (1931) The formation of bone under the influence of epithelium of the urinary tract. Arch Surg 22:377–408

Koch FW, Naegele M, von Deimling U, Messler HH, Wagner U (1992) Das Verhalten des Knochens auf künstlicher Matrix ohne biomechanischen Einfluss. In: Pesch HJ, Stöss B, Kummer B (Hrsg) Osteologie aktuell VII 363–367. Springer, Berlin Heidelberg New York

Koch FW, Messler HH, von Deimling U, Kaden B, Rüther W (1994) Die In-vivo-Transformation der induzierbaren Osteoprogenitorzelle zum Osteoblasten in alkalischer Biokeramik. In: Reiser M, Heuck A, Münzenberg KJ, Kummer B (Hrsg) Osteologie aktuell VIII: 457–464. Springer, Berlin Heidelberg New York

Koch FW, Seidel M, Peters K (2003) Die klinische Wertigkeit von periartikulärer ektoper Ossifikation und reaktiver florider Periostitis nach Kniegelenksendoprothetik. Eine retrospektive Studie an 331 Fällen. Orthopädische Praxis 39:26–32

Koch FW, Bastian P, Seidel M, Peters KM (2003) Neue pathogenetische Aspekte der ektopen Ossifikation. Tierexperimentelle Befunde und mögliche therapeutische Konsequenzen. MOT 5(123):31–48

Lash JW (1963) Ability of embryonic mesonephros explants to form cartilage. Devel Biol 6:219–232

Lash JW, Holtzer S, Holtzer H (1957) Aspects of Cartilage Induction. Exp Cell Res 13:292–303

Levander G, Willstaedt H (1946) Alcohol-Soluble Osteogenetic Substance from Bone Marrow. Nature 157:587

Liek E (1906) Experimenteller Beitrag zur Frage der heteroplastischen Knochenbildung. Arch f klin Chir 80:279–310

Liek E (1908) Ein weiterer Beitrag zur heteroplastischen Knochenbildung in Nieren. Arch f klin Chir 85:118–138

Mebius J (1924) Die formale Genese der Knochenbildung in Bauchnarben. Virchows Arch Pathol Anat 248:252–284

Nomura S, Wills AJ, Edwards DR, Heath JK, Hogan BLM (1988) Development expression of 2 ar (osteopontin) and SPARC (osteonectin) RNA as revealed by in situ Hybridisation. J Cell Biol 106:441–450

O'Rahilly R, Gardner E (1976) The embryology of bone and bones. In: Ackermann LA, Spjut HJ, Abell MR (eds) Bone and joints, chap 1. Williams and Wilkins, Baltimore, pp 1–15

Ott VR (1953) Über die Spondylosis hyperostotica. Schweiz med Wschr 83:790–799

Owen ME, Cave J, Joyner CJ (1987) Clonal analysis in vitro of osteogenic differentiation of marrow CFU-F. J Cell Science 87:731–738

Pereira RC, Economides AN, Canalis E (2000) Bone morphogenetic proteins induce gremlin, a protein that limits their activity in osteoblasts. Endocrinology 141:4558–4563

Plasmans CMT, Jap PHK, Kuipers W, Slooff TJJH (1980) Influence of a diphosphonate on the cellular aspect of young bone tissue. Calc Tiss Int 32:247–256

Poscharissky JF (1905) Über heteroplastische Knochenbildung. Beitr z path Anat u z allg Path 38:135–176

Post R, Heiple KG, Chase SW, Herndon CH (1966) Bone grafts in diffusion chambers. Clin Orthop 44:265–270

Reddi AH, Huggins CB (1972) Influence of geometry of transplanted tooth and bone on transformation of fibroblasts. Proc Soc Exp Biol Med 143:634–637

Reddi AH (1981) Cell biology and biochemistry of endochondral bone development. Cell Res 1:209–226

Reddi AH (1985) Regulation of bone differentiation by local and systemic factors. Bone and Mineral Res 3:24–47

Reddi AH (2001) Bone morphogenetic proteins from basic science to clinical applications. J Bone Joint Surg Am 83(Suppl):S1–6

Ritter MA, Vaughan RB (1977) Ectopic ossification after total hip arthroplasty. Predisposing factors, frequency, and effects on result. J Bone Joint Surg 59A:345–351

Roberts AB, Sporn MB (1985) Transforming growth factors. Cancer Surv 4:683–705

Roth SI, Stowell RE, Helweg EB (1963) Cutaneous ossification. Report of 120 cases and review of the literature. Arch Pathol 76:44–54

Rüther W (1987) Wirkungen von Diphosphonaten auf die Entwicklung der matrixinduzierten, ektopen Osteogenese. Habilitationsschrift. Medizinische Fakultät der Universität Bonn

Sato K, Urist MR (1984) Bone morphogenetic protein-induced cartilage developement in tissue culture. Clin Orthop 183:180–187

Scherft JP (1968) The ultrastructure of the organic matrix of calcified cartilage and bone in embryonic mouse radii. J Ultrastruct Res 23:333–343

Schulz A, Jundt G (1988) Differenzierung des matrixbildenden Bindegewebes. Verh Dtsch Ges Path 72:86–101

Tonna EA (1966) A study of osteocyt formation and distribution in aging mice complemented with ^{3}H-proline autoradiography. J Gerontol 21:124–129

Urist MR, Silverman BF, Buring K, Dubec FL, Rosenberg JM (1967) The bone induction principle. Clin Orthop 53:243–283

Urist MR, Dowell TR (1968) The inductive substratum for osteogenesis in pelletts of particulate bone matrix. Clin Orthop 61:61–78

Urist MR, Granstein R, Nogami H, Svenson L, Murphy R (1977) Transmembrane bone morphogenesis across multiple-walled chambers: new evidence of a diffusible bone morphogenetic property. Arch Surg 112:612–619

Urist MR, Mikulski AJ (1979) A soluble bone morphogenetic protein extracted from bone matrix with a mixed aqueous non-aqueous solvent. Proc Soc Exp Biol Med 162:48–53

Urist MR, Mikulski AJ, Lietze A (1979) Solubilized and insolubilized bone morphogenetic protein. Proc Nat Acad Sci 76:1828–1832

Urist MR (1980) Fundamental and clinical bone physiology. In: Urist MR (ed). pp 331–368

Urist MR, Delange RJ, Finerman RJ (1983a) Bone cell differentiation and growth factors. Science 220:680–686

Urist MR, Sato K, Brownell AG, Malinin TI, Lietze A, Huo YK, Prolo DJ, Oklund S (1983b) Human bone morphogenetic protein (hBMP). Proc Soc Exp Biol Med 173:194–199

Urist MR, Huo YK, Brownell AG, Hohl WM, Buyske J, Lietze A, Tempst P, Hunkapiller M, DeLange RJ (1984) Purification of bovine bone morphogenetic protein by hydroxyapatite chromatography. Proc Natl Acad Sci 81:371–375

Walker DG (1975) Control of bone resorption by hematopoietic tissue. The induction and reversal of congenital osteopetrosis in mice through use of bone marrow and splenic transplants. J Exp Med 142:651

Wientroup S, Reddi AH (1988) Influence of irradiation on the osteoinductive potential of demineralized bone matrix. Calcif Tiss Int 42:255–260

Yoon K, Buenaga R, Rodan GA (1987) Tissue specifity and developmental expression of rat osteopontin. Biochem Biophys Res Comm 148:1129–1136

Young RW (1962) Cell proliferation and specialization during endochondral osteogenesis in young rats. J Cell Biol 14:357–370

Heterotope Ossifikationen nach Hüft-TEP-Implantation

C. P. RADER, T. BARTHEL

Synonyme

Myositis ossificans, Paraosteoarthropathie, ektopische Knochenneubildung, neurogene ossifizierende Fibromyopathie, Panniculitis ossificans, reaktive mesenchymale Proliferation, pseudomaligner Knochentumor des Weichgewebes, para- bzw. periartikuläre Verkalkung.

Definition

Bei heterotopen Ossifikationen (HO) handelt es sich um außerhalb des Knochens (vorwiegend in Muskulatur und Sehnengewebe) auftretende Verknöcherungen, die sich histologisch nicht von orthotopen Knochen unterscheiden.

HO sind keine Verkalkungen, die durch Ausfällung von Calciumphosphaten entstehen. HO sollten von Tendinosis calcarea, Pseudogicht oder neoplastischen Knochenneubildungen abgegrenzt werden.

Inzidenz und Risikofaktoren

Die Angaben zur Inzidenz von HO nach Hüft-TEP-Implantation schwanken aufgrund unterschiedlicher Studiendesigns in der Literatur zwischen 8% und 90%. Bei 317 Patienten unserer Klinik, bei denen streng kontrolliert keinerlei prophylaktisch wirksame Maßnahmen durchgeführt wurden, betrug die Inzidenz 63,7% (Eulert et al. 1997). Bei 10–20% der Patienten mit HO traten klinisch relevante Symptome auf.

Eine Vielzahl von Risikofaktoren für die Entwicklung von HO wurde im Zusammenhang mit Eingriffen am Hüftgelenk untersucht und mit einem erhöhten Risiko in Zusammenhang gebracht:

- produktive Arthrose,
- HO nach kontralateraler Hüft-TEP,
- trochantäre oder subtrochantäre Osteotomien,
- männliches Geschlecht,
- postoperative Hämatome,
- operativer Zugangsweg sowie
- Risikoerkrankungen wie die idiopathische Skeletthyperostose oder die ankylosierende Spondylarthropathie (Eggli u. Woo 2001, Hierton et al. 1983, Ritter et al. 1977).

Letztendlich konnte in dem Würzburger Patientenkollektiv jedoch nur das Vorliegen von HO nach früherem Trauma oder früherer Operation am gleichen oder auch an einem anderen Gelenk als Risikofaktor gesichert werden (Eulert et al. 1997, Knelles et al. 1997).

Alters- und Geschlechtsverteilung

Der Einfluss des Patientenalters auf die Ausbildung von HO wird in verschiedenen Studien kontrovers diskutiert. DeLee et al. (1976), Ritter et al. (1977) und Riegler et al. (1991) können keinen Zusammenhang feststellen, Hartwig et al. (1989) und Hierton et al. (1983) hingegen zeigen, dass ein höheres Patientenalter zum Zeitpunkt der Operation mit häufigerem Auftreten von Verknöcherungen assoziiert ist.

Die meisten vorliegenden Studien (Ahrengart 1991, DeLee et al. 1976, Hartwig et al. 1989, Hierton et al. 1983, Ritter et al. 1977) beobachten bei Männern ein höheres Risiko, eine HO zu entwickeln, als bei Frauen. DeLee et al. (1976) beschreiben ein um das Dreifache gesteigertes Risiko bei Männern. Unsere eigenen Untersuchungen (Knelles et al. 1997, Eulert et al. 1997) zeigen allerdings keinen signifikanten Zusammenhang zwischen dem Geschlecht und dem Auftreten von Verknöcherungen.

Klinisches Bild

Die klinischen Symptome einer sich ausbildenden HO nach Hüft-TEP können Schmerzen, evtl. prolongierte Schwellung und Überwärmung der Narbe sowie eingeschränkte Hüftbeweglichkeit sein.

Während kleine HO (Brooker Grad I und II) von nur geringen oder gar keinen klinischen

Symptomen begleitet werden, zeigen höhere Verknöcherungsausmaße (Brooker Grad III und IV) eine deutlich zunehmende Funktionseinschränkung des Hüftgelenks. Die erkrankten Patienten klagen insbesondere über Probleme im Alltag wie Treppensteigen oder Aufstehen von einem Stuhl. Die Funktionsbehinderung kann bis zur Ankylose des Gelenks und damit Aufhebung der Beweglichkeit führen.

▮ Differenzialdiagnose

Differenzialdiagnostisch kann man zwischen seltenen, erblichen und häufiger auftretenden erworbenen Formen von heterotopen Ossifikationen unterscheiden.

Erbliche HO sind Bestandteil des Symptomkomplexes der autosomal dominant vererblichen Fibrodysplasia ossificans progressiva. Bei dieser Erkrankung kommt es meist schon im Adoleszentenalter zu einer progredienten, symmetrischen Ossifikation der Muskulatur. Der Beginn im Rücken und der Schulter-Nacken-Region gilt als typisch. Schubartig können weitere Muskelgruppen mit entsprechend starken Funktionsverlusten befallen sein.

Die erworbenen HO werden in drei Hauptgruppen unterteilt (Bosse et al. 1997):

▮ traumatische HO,
▮ nicht traumatische HO,
▮ neurologische HO.

Die traumatische HO beobachten wir in den ersten Monaten nach Fraktur oder Operation. Sie erreicht spätestens nach einem halben Jahr ihr endgültige Ausdehnung und zeigt kein weiteres Wachstum.

Die nicht-traumatische Form der HO ist sehr selten, insbesondere nach Hüft-TEP. Sie kann aber bei ihrem Auftreten besondere Schwierigkeiten hinsichtlich der differenzialdiagnostischen Abgenzung gegenüber malignen Prozessen bereiten:

▮ paraossales Osteosarkom,
▮ osteoblastisches Osteosarkom,
▮ Fibrosarkom,
▮ Exostose,
▮ Osteochondrom,
▮ Osteom.

Die neurologische Form der HO entwickelt sich nach Schädel-Hirn-Trauma, lang andauernden Koma- und Beatmungszuständen unterschiedlicher Ätiologie und Verletzungen des Rückenmarks. Im Rahmen dieses Beitrags soll diese HO-Form nicht weiter ausgeführt werden.

▮ Pharmakologische Prophylaxe

Zur Prophylaxe der HO wurden verschiedene Wirkstoffe getestet. Überwiegend wurden Präparate aus der Gruppe der nichtsteroidalen Antirheumatika (NSAR) verwendet. Es sind jedoch auch Studien mit verschiedenen Bisphosphonaten unternommen worden.

Nichtsteroidale Antirheumatika

Die HO-Prophylaxe mit NSAR basiert überwiegend auf empirischen Ergebnissen. Untersuchungen haben gezeigt, dass Indometacin die Frakturheilung und die Knochenremodellierung verzögert. Man geht davon aus, dass die antiphlogistischen Eigenschaften auf der Hemmung der Prostaglandinsynthese beruhen. Diese Hemmung der Prostaglandinsynthese beeinträchtigt die Proliferation mesenchymaler Zellen, die für die Knochenneubildung notwendig sind. Außer Indometacin, das von den NSAR am besten untersucht ist, finden sich weitere Arbeiten zur prophylaktischen Wirksamkeit von Ibuprofen, Acetylsalicylsäure, Diclofenac, Flurbiprofen, Tenoxicam und Meloxicam.

▮ **Indometacin.** Als Erster untersuchte Dahl (1975) die prophylaktische Wirksamkeit von Indometacin zur Vermeidung heterotoper Ossifikationen. Bei 39 Patienten konnte er mit der täglichen Gabe von 3-mal 50 mg Indometacin über 7 Tage die Häufigkeit von HO senken. Eine Auswahl von Studien mit Änderungen im Studiendesign bestätigen seine Ergebnisse (Tab. 3.1).

Die Mindestdauer der Prophylaxe beträgt 7 Tage, beginnend am ersten postoperativen Tag. Der eigene Vergleich von zwei Patientengruppen, die je 2-mal 50 mg Indometacin über 7 bzw. 14 Tage erhielten, zeigte keinen signifikanten Unterschied bei der Gesamtzahl der aufgetretenen Ossifikationen. Allerdings konnten tendenziell mehr signifikante Ossifikationen vom Schweregrad Brooker III (Knelles et al. 1997) in der kürzer behandelten Gruppe (Tab. 3.1) beobachtet werden.

▮ **Diclofenac.** Im Vergleich erreicht Diclofenac eine prophylaktische Wirkung, die mit der des Indometacins gleichzusetzen ist. Es gibt jedoch

Tabelle 3.1. Heterotope Ossifikationen (HO) nach Prophylaxe mit Indometacin

Autor	Dosierung (mg/Tag) Dauer	Patientenzahl (n)	Gesamt-HO (%)	Brooker III–IV (%)
Dahl 1975	3×50, 1 Woche	39	–	16
Ritter et al. 1985	3×25, 6 Wochen	528	10	2
Schmidt et al. 1988	3×25, 6 Wochen	102	13	0
McMahon et al. 1991	3×25, 10 Tage	85	20	1
Wurnig et al. 1992	2×50, 6 Wochen	100	41	6
Würzburger Studie 1997	2×50, 7 Tage	113	16	8
Würzburger Studie 1997	2×50, 14 Tage	90	12	3

Tabelle 3.2. Heterotope Ossifikationen (HO) nach Prophylaxe mit Diclofenac

Autor	Dosierung (mg/Tag) Dauer	Patientenzahl (n)	Gesamt-HO (%)	Brooker III–IV (%)
Wahlstrom et al. 1991	3×50, 6 Wochen	43	4	0
Reis et al. 1992	3×50, 6 Wochen	74	15	4
Knelles et al. 1997	2×50, 2 Wochen	54	11	0
Jockheck et al. 1998	3×50, 3 Wochen	644	20	1,4

weniger aussagefähige klinische Daten zu Diclofenac als zu Indometacin (Tab. 3.2).

▌ **Ibuprofen.** Die Prophylaxe mit Ibuprofen zeigt bei allerdings nur relativ kleinen Fallzahlen eine zuverlässige prophylaktische Wirkung des Ibuprofens. Entsprechende Untersuchungen stammen von Sodemann et al. (1988) und Elmstedt et al. (1985).

▌ **Acetylsalicylsäure.** Die ersten retrospektiv durchgeführten Studien bei Patienten, die Aspirin postoperativ zur Thromboseprophylaxe erhalten hatten, zeigten, dass Aspirin die Häufigkeit und insbesondere den Schweregrad hetero-

toper Ossifikationen senkt, dass es jedoch nicht so wirksam ist wie andere NSAR (Freiberg et al. 1991). Diese Aussage wurde auch in weiterer prospektiv und randomisiert angelegten Studien bestätigt (Knelles et al. 1997).

▌ **Andere NSAR.** Weitere klinische Studien über die prophylaktische Wirksamkeit von Tenoxicam (Gebuhr et al. 1996) und Naproxen (Gebuhr et al. 1991, 1995) zeigen, dass die Palette der zur Verfügung stehenden Medikamente breit und die prophylaktische Wirkung nicht nur für Indometacin, sondern auch für andere NSAR nachweisbar ist. Allerdings sind bisher diese Wirkstoffe weniger gut untersucht als Indometacin (Tab. 3.3).

Tabelle 3.3. Auftreten von heterotopen Ossifikationen (HO) nach prophylaktischer Gabe verschiedener NSAR

Autor	Dosierung (mg/Tag) Dauer	Patientenzahl (n)	Gesamt-HO (%)	Brooker III–IV (%)
Gebuhr et al. 1995	Naproxen 2×500, 8 Tage	27	17	0
Gebuhr et al. 1996	Tenoxicam 20×40, 5 Tage	61	35	10
Vielpeau et al. 1999	Naproxen 3×250, 6 Wochen	28	20	0

COX-2-Hemmer

Wegen der ulzerogenen Potenz der klassischen NSAR stellt sich die Frage, ob die modernen COX-2-Hemmer mit den geringeren gastrointestinalen Nebenwirkungen und überwiegend antiphlogistischer Wirkung für die Prophylaxe von HO geeigenet sind. Von den verschiedenen bisher zugelassenen COX-2-Hemmern wurde nur Meloxicam in zwei verschiedenen Dosierungen klinisch überprüft. Es erwies dabei zwar eine prophylaktische Wirksamkeit, jedoch fiel diese im Vergleich zu Indometacin signifikant geringer aus (Barthel et al. 2002).

Bisphosphonate

In mehreren Studien wurden Bisphosphonate zur Prophylaxe von HO eingesetzt. Die Gabe von Bisphosphonaten brachte aber nicht den erhofften Erfolg, sondern in 18% schwere Ossifikationen vom Grad III und IV nach Brooker (Thomas u. Amstutz 1985). Die Wirkung der Bisphosphonate beruht auf einer Hemmung der Mineralisation des gebildeten Osteoids. Wegen dieses Mechanismus bleibt während der Applikation von Bisphosphonaten eine radiologisch erkennbare Ossifikation aus. Eine HO wird erst nach Absetzen der Medikation und der dann stattfindenden Osteoidmineralisation auch im Röntgenbild sichtbar. Da eine lebenslange Verabreichung notwendig wäre, kommen die Bisphosphonate für die Prophylaxe heterotoper Ossifikationen nicht mehr in Frage (Hu et al. 1991a, 1991b).

Nebenwirkungen der medikamentösen Prophylaxe

Es treten hauptsächlich unerwünschte gastrointestinale Nebenwirkungen auf in Form von Unwohlsein, Übelkeit bis hin zum blutenden Ulkus. Durch die gleichzeitige Gabe eines Mukoprotektivums und die zeitlich begrenzte Prophylaxe ist das Risiko zwar niedrig, führt in der postoperativen Phase jedoch bei bis zu 10% der Patienten zur frühzeitigen Beendigung der Prophylaxe. Dies kann in Abhängigkeit vom Zeitpunkt des Absetzens der Medikamente zu einem erhöhten Risiko für die Entstehung heterotoper Ossifikationen führen. Über ein frühzeitiges Absetzen der medikamentösen Prophylaxe zugunsten der Radiatio sollte dann nachgedacht werden (Eulert et al. 1997).

▌ Bestrahlung

Die prophylaktische Bestrahlung wird seit über 20 Jahren durchgeführt. Die bisherigen Untersuchungen lassen sich in drei unterschiedliche Kategorien einteilen: die fraktionierte postoperative, die einzeitige postoperative Bestrahlung und die einzeitige präoperative Bestrahlung.

Fraktionierte postoperative Bestrahlung

Die erste Studie zur Vermeidung von HO stammt von Coventry (1981), bei der eine postoperative Dosis von 10-mal 2 Gy verabreicht wurde. Danach ist die Effektivität von verschiedenen Einzel- und Gesamtdosen überprüft worden (Tab. 3.4). Dabei wurde die Dosis zunehmend vermindert. Es wurde trotzdem eine ähn-

Tabelle 3.4. Klinische Studien mit fraktionierter postoperativer Bestrahlung (außer Coventry et al. 1981 innerhalb der ersten 4 postoperativen Tage)

Studie	n	Bestrahlungsregime	HO-Raten
Coventry et al. 1981	48	10×2 Gy → 20 Gy	50%
Parkinsonet al. 1982	64	10×2 Gy → 20 Gy	8%
Anthony et al. 1987	62	10×2 Gy → 20 Gy	3%
Knelles et al. 1997	101	4×3 Gy → 12 Gy	5%
Anthony et al. 1987	41	5×2 Gy → 10 Gy	5%
Seegenschmiedt et al. 1993	73	5×2 Gy → 10 Gy	12%
Seegenschmiedt et al. 1997	131	5×2 Gy → 10 Gy	11%
Blount et al. 1990	38	4×2 Gy → 8 Gy	3%
Conterato et al. 1989	30	$2 \times 2,5$ Gy → 5 Gy	20%

liche prophylaktische Wirkung erzielt; die Ossifikationsrate betrug je nach Bestrahlungsregime und Risikoprofil der behandelten Patienten zwischen 3 und 50%.

Einzeitige postoperative Bestrahlung

Bei den ersten Studien mit postoperativer Einzeitbestrahlung betrug die Bestrahlungsstärke 8 Gy. Diese wurde dann sukzessive über 7 Gy und 6 Gy bis auf eine Einzeitdosis von 5 Gy gesenkt (Tab. 3.5). Die HO-Raten nach einer postoperativen Einzeitbestrahlung von mindestens 6 Gy liegen zwischen 6 und 36% und waren damit denen der fraktionierten vergleichbar. Es zeigte sich jedoch, dass bei Dosen unter 5 Gy die Ossifikationsraten bis auf 69% anstiegen. Der Vorteil der Einzeitbestrahlung im Vergleich zur fraktionierten Behandlung liegt in der geringeren Belastung des Patienten und in der größeren Wirtschaftlichkeit aufgrund des niedrigeren Organisationsaufwands und Personaleinsatzes.

Präoperative Bestrahlung

1990 stellten erstmals Kantorowitz et al. im Tierexperiment fest, dass eine präoperative Bestrahlung die Entstehung von heterotopen Ossifikationen ausreichend verhindern kann. Beim Menschen wurde dann die präoperative Bestrahlung mit einer Einzeldosis von 7 bzw. 8 Gy untersucht, wodurch die Inzidenz von heterotopen Ossifikationen für alle Ossifikationsgrade signifikant reduziert werden konnte. Die in der Literatur berichteten Ossifikationsraten liegen zwischen 11 und 48%. Selbst eine Bestrahlung 16 Stunden vor der Operation führt noch zu einer Reduktion der höhergradigen Ossifikationen, kann allerdings die Häufigkeit von niedriggradigen Ossifikationen nicht beeinflussen, die jedoch für die Hüftfunktion weniger maßgeblich sind.

Die präoperative Bestrahlung (Tab. 3.6) ist bei denjenigen Patienten weniger wirksam, die aufgrund bestehender heterotoper Ossifikationen der High-risk-Gruppe zuzuordnen sind. Der Vor-

Tabelle 3.5. Studien mit postoperativer Einzeitbestrahlung der heterotopen Ossifikation

Studie	Hüften (n)	Bestrahlungsregime	HO-Rate
Konski et al. 1990	17	1×8 Gy → 8 Gy	6%
Pellegrini et al. 1996	37	1×8 Gy → 8 Gy	27%
Healy et al. 1995	88	1×7 Gy → 7 Gy	10%
Knelles et al. 1997	95	1×7 Gy → 7 Gy	12%
Hedley et al. 1989	16	1×6 Gy → 6 Gy	27%
Fingeroth et al. 1995	50	1×6 Gy → 6 Gy	36%
Healy et al. 1995	19	1×5,5 Gy → 5,5 Gy	63%
Knelles et al. 1997	93	1×5 Gy → 5 Gy	30%

Tabelle 3.6. Klinische Studien mit präoperativer Einzeitbestrahlung der heterotopen Ossifikation

Studie	Hüften (n)	Bestrahlungsregime	HO-Rate
Gregoritch et al. 1994 (Radiatio < 4 Std. vor OP)	55	1×7 Gy → 7 Gy 1×8 Gy → 8 Gy	Grade I–IV, 26% Grade III–IV, 2%
Seegenschmiedt et al. 1994 (Radiatio < 4 Std. vor OP)	23	1×7 Gy → 7 Gy	Grad I–IV, 19%
Kantorowitz et al. 1998 (Radiatio < 4 Std. vor OP)	9	1×7 Gy → 7 Gy 1×8 Gy → 8 Gy	Grade I–IV, 11% Grade III–IV, 0%
Würzburger Studie 1998 (Radiatio > 16 Std. vor OP)	46	1×7 Gy → 7 Gy	Grade I–IV, 48% Grade III–IV, 2%

teil der präoperativen im Vergleich zur postoperativen Bestrahlung liegt wiederum in der deutlich reduzierten Belastung für die Patienten und der Wirtschaftlichkeit. Die noch bestehende Mobilität des Patienten bei der präoperativen Bestrahlung bindet weniger Personal und vereinfacht den Transport. Allerdings muss eine gute Absprache zwischen den chirugisch-orthopädischen Kliniken und der Strahlentherapie bestehen.

Mehrere an der Universität in Würzburg (Knelles et al. 1997, Kolbl et al. 1997 a und b, 1998) durchgeführte Studien zur prophylaktischen Wirksamkeit der Bestrahlung konnten für die postoperative Bestrahlung mit viermal 3 Gy bzw. mit einmal 7 Gy nachweisen, dass Häufigkeit und Schweregrad von HO sicher reduziert werden können. Eine Dosierung von nur einmal 5 Gy führte zu 30,1% HO und erwies sich damit als zu niedrig. Entscheidend für die Wirksamkeit der Bestrahlung ist der frühzeitige postoperative Beginn zwischen dem 1. und 3. postoperativen Tag. Wird die Bestrahlung präoperativ verabreicht, darf dies nicht länger als 4 Stunden vor dem Eingriff geschehen, ohne einen Verlust an prophylaktischer Wirkung zu riskieren. Dies stellt in vielen Kliniken allerdings ein logistisches Problem dar, weshalb der auch besser untersuchten postoperativen Bestrahlung vielerorts der Vorzug gegeben wird.

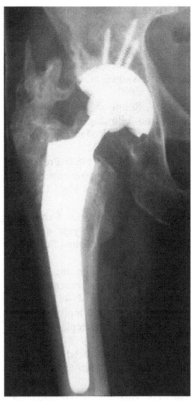

Abb. 3.3. Röntgenaufnahme a.-p., 68-jähriger Mann 3 Monate nach Hüft-TEP mit heterotoper Ossifikation Brooker Grad III–IV. Die Prophylaxe mit Acetylsalicylsäure war ineffektiv, der Patient hatte in Flexion und Abduktion Bewegungseinschränkungen.

▌ Therapie

Die Therapie der Wahl höhergradiger (Brooker III oder IV) HO nach Hüft-TEP mit Bewegungseinschränkung und Schmerzen ist die operative Entfernung der HO (Abb. 3.3). Präoperativ sind das Ausmaß und die Lokalisation der HO radiologisch zu erfassen, ggf. mit CT-Diagnostik. Aufgrund von Untersuchungen aus unserer Klinik halten wir weder Laboruntersuchungen (z.B. alkalische Phosphatase) noch die 3-Phasen-Skelettszintigraphie für geeignete Parameter, die die HO-Reifung und den richtigen Zeitpunkt für die Entfernung anzeigen können. Die Entfernung ist indiziert, sobald funktionelle Einschränkungen oder HO-bedingte Schmerzen bestehen und die HO im Röntgenbild eindeutig abgegrenzt dargestellt sind. Dies ist in aller Regel bereits nach 3–4 Monaten der Fall.

Essenziell ist die anschließende Prophylaxe zur Verhinderung eines Wiederauftretens der HO, sonst ist mit einer Wahrscheinlichkeit von mehr als 90% mit einem Rezidiv zu rechnen. In einer Studie aus unserer Klinik konnte mit Bestrahlung (einmal 7 Gy) und gleichzeitiger Gabe von NSAR über 14 Tage (Indometacin 50 zweimal 1/Tag) in allen Fällen eine höhergradige HO verhindert werden. Bei dieser potenten Prophylaxe kann eine notwendige HO-Entfernung bereits frühzeitiger als bisher gefordert vorgenommen werden (Eulert et al. 1997).

▌ Literatur

Ahrengart L (1991) Periarticular heterotopic ossification after total hip arthroplasty. Risk factors and consequences. Clin Orthop 263:49–58

Anthony P, Keys H, Evarts CM (1987) Prevention of heterotopic bone formation with early post operative irradiation in high risk patients undergoing total hip arthroplasty: Comparisons of 10.00 Gy versus 20.00 Gy schedules. Int J Radiat Oncol Biol Phys 13:365–369

Barthel T, Baumann B, Nöth U, Eulert J (2002) Prophylaxis of heterotopic ossification after total hip arthroplasty. Acta Orthop Scand 73(6):611–614

Blount LH, Thomas BJ, Tran L (1990) Postoperative irradiation for prevention of heterotopic bone: analysis of different dose schedule and shielding consideration. Int J Radiat Oncol Biol Phys 19:577–581

Bosse A (1997) Klinik, Differenzialdiagnose und Histogenese der heterotopen Ossifikation. Gustav Fischer, Bd 146

Brooker AF, Bowerman JW, Robinson RA, Riley LH Jr (1973) Ectopic ossification following total hip replacement. Incidence and a method of classification. J Bone Joint Surg Am 55(8):1629–1632

Conterato DJ, Verner J, Hartsell WF (1989) Prevention of heterotopic bone formation. Comparison of 5 Gy versus 10 Gy. Int J Radiat Oncol Biol Phys 17(Suppl 1):232

Coventry MB, Scanlon PW (1981) The use of radiation to discourage ectopic bone. A nine-year study in surgery about the hip. J Bone Joint Surg Am 63(2):201–208

Dahl HK (1975) Kliniske Observasjoner. In: Blindern MSD (ed) Symposium on Arthrosis. Proceedings of a conference, October 1974. Norway 37–46

Delee J, Ferrari A, Charnley J (1976) Ectopic bone formation following low friction arthroplasty of the hip. Clin Orthop 121:53–60

Eggli S, Woo A (2001) Risk factors for heterotopic ossification in total hip arthroplasty. Arch Orthop Trauma Surg 121(9):531–535

Elmstedt E, Lindholm TS, Nilsson OS, Tornkvist H (1985) Effect of ibuprofen on heterotopic ossification after hip replacement. Acta Orthop Scand 56(1):25–27

Eulert J, Knelles D, Barthel T (1997a) Heterotopic ossifications. Orthopäde 26(4):399–406

Eulert J, Knelles D, Barthel T (1997b) Heterotopic ossifications. Unfallchirurg 100(8):667–674

Fingeroth RJ, Ahmed AQ (1995) Single dose 6 Gy prophylaxis for heterotopic ossification after total hip arthroplasty. Clin Orthop 317:131–149

Freiberg AA, Cantor R, Freiberg RA (1991) The use of aspirin to prevent heterotopic ossification after total hip arthroplasty. A preliminary report. Clin Orthop 267:93–96

Gebuhr P, Soelberg M, Orsnes T, Wilbek H (1991) Naproxen prevention of heterotopic ossification after hip arthroplasty. A prospective control study of 55 patients. Acta Orthop Scand 62(3):226–229

Gebuhr P, Wilbek H, Soelberg M (1995) Naproxen for 8 days can prevent heterotopic ossification after hip arthroplasty. Clin Orthop 314:166–169

Gebuhr P, Sletgard J, Dalsgard J, Soelberg M, Keisu K, Hanninen A, Crawford M (1996) Heterotopic ossification after hip arthroplasty: a randomized double-blind multicenter study tenoxicam in 147 hips. Acta Orthop Scand 67(1):29–32

Gregoritch SJ, Chadha M, Pellegrini VD (1994) Randomized trial comparing preoperative versus post-operative irradiation for prevention of heterotopic ossification following prosthetic total hip replacement: preliminary results. Int J Radiat Oncol Biol Phys 30:55–62

Hartwig CH, Sell S, Kusswetter W (1989) Periarticular ossification following cement-free and cement fixed total endoprosthesis implantation in the hip joint. Z Orthop Ihre Grenzgeb 127(3):296–301

Healy WL, Lo TC, DeSimone AA (1995) Single-dose irradiation for the prevention of heterotopic ossification after total hip arthroplasty: a comparison of dose of five hundred and fifty and seven hundred centigray. J Bone Joint Surg Br 77:590–595

Hedley AK, Mead LP, Hendren DH (1989) The prevention of heterotopic bone formation following total hip arthroplasty using 600 rad in a single dose. J Arthroplasty 4:319–325

Hierton C, Blomgren G, Lindgren U (1983) Factors associated with heterotopic bone formation in cemented total hip prostheses. Acta Orthop Scand 54(5):698–702

Hu HP, Kuijpers W, Slooff TJ, van Horn JR, Versleyen DH (1991a) The effect of bisphosphonate on induced heterotopic bone. Clin Orthop 272:259–267

Hu HP, Slooff TJ, van Horn JR (1991b) Heterotopic ossification following total hip arthroplasty: a review. Acta Orthop Belg. 57(2):169–178

Jockheck M, Willms R, Volkmann R, Sell S, Weller S, Kusswetter W (1998) Prevention of periarticular heterotopic ossification after endoprosthetic hip joint replacement by means of diclofenac. Arch Orthop Trauma Surg 117(7):337–340

Kantorowitz DA, Miller GJ, Ferrara JA (1990) Preoperative versus postoperative irradiation in the prophylaxis of heterotopic bone formation in rats. Int J Radiat Oncol Biol Phys 19:1431–1438

Kantorowitz DA, Muff NS (1998) Preoperative versus postoperative radiation prophylaxis of heterotopic ossification: a rural community hospital's experience. Int J Radiat Oncol Biol Phys 40:171–176

Knelles D, Barthel T, Karrer A, Kraus U, Eulert J, Kolbl O (1997) Prevention of heterotopic ossification after total hip replacement. A prospective, randomized study using acetylsalicylic acid, indometacin and fractional or single-dose irradiation. J Bone Joint Surg Br 79(4):596–602

Kolbl O, Flentje M, Eulert J, Barthel T, Knelles D, Kraus U (1997a) Prospective study on the prevention of heterotopic ossification after total hip replacement. Non-steroidal anti-inflammatory agents versus radiation therapy. Strahlenther Onkol 173(12):677–682

Kolbl O, Knelles D, Barthel T, Kraus U, Flentje M, Eulert J (1997b) Randomized trial comparing early postoperative irradiation vs. the use of nonsteroidal antiinflammatory drugs for prevention of heterotopic ossification following prosthetic total hip replacement. Int J Radiat Oncol Biol Phys 39(5):961–966

Kolbl O, Knelles D, Barthel T, Raunecker F, Flentje M, Eulert J (1998) Preoperative irradiation versus the use of nonsteroidal anti-inflammatory drugs for prevention of heterotopic ossification following total hip replacement: the results of a randomized trial. Int J Radiat Oncol Biol Phys 42(2):397–401

Konski A, Pellegrini V, Poulter C (1990) Randomized trial comparing single versus fractionated irradiation for prevention of heterotopic bone: a preliminary report. Int J Radiat Oncol Biol Phys 18:1139–1142

McMahon JS, Waddell JP, Morton J (1991) Effect of short-course indometacin on heterotopic bone formation after uncemented total hip arthroplasty. J Arthroplasty 6(3):259–264

Parkinson JR, Evarts CM, Hubbard LF (1982) Radiation therapy in the prevention of heterotopic ossification after total hip arthroplasty, in The Hip: Proc 10th Open Scientific Meeting of The Hip Society. St. Louis, CV Mosby, pp 211–227

Pellegrini VD Jr, Gregoritch SJ (1996) Preoperative irradiation for prevention of heterotopic ossification following total hip arthroplasty. J Bone Joint Surg 78:870–881

Rader CP, Barthel T, Haase M, Scheidler M, Eulert J (1997) Heterotopic ossification after total knee arthroplasty. 54/615 cases after 1–6 years' follow-up. Acta Orthop Scand 68(1):46–50

Reis HJ, Kusswetter W, Schellinger T (1992) The suppression of heterotopic ossification after total hip arthroplasty. Int Orthop 16(2):140–145

Riegler H, Pennig D, Grunert J, Brug E (1991) Heterotope Ossifikationen aus unfallchirurgischer Sicht. Unfallchirurg 94:144–152

Ritter MA, Vaughan RB (1977) Ectopic Ossification after total hip arthroplasty. Predisposing factors, frequency and effect on results. J Bone Joint Surg 59A:345–351

Ritter MA, Sieber JM (1985) Prophylactic indomethacin for the prevention of heterotopic bone formation following total hip arthroplasty. Clin Orthop 196:217–225

Schmidt SA, Kjaersgaard-Andersen P, Pedersen NW, Kristensen SS, Pedersen P, Nielsen JB (1988) The use of indomethacin to prevent the formation of heterotopic bone after total hip replacement. A randomized, double-blind clinical trial. J Bone Joint Surg Am 70(6):834–838

Seegenschmiedt MH, Goldmann AR, Martus P (1993) Prophylactic radiation therapy for prevention of hetero-topic ossification after hip arthroplasty: Results in 141 high-risk hips. Radiology 188:257–264

Seegenschmiedt MH, Martus P, Goldmann AR, Wölfel R, Keilholz L, Sauer R (1994) Preoperative versus postoperative radiotherapy for prevention of heterotopic ossification (HO): first results of a randomized trial in high-risk patients. Int J Radiation Oncology Biol Phys 30:63–73

Seegenschmiedt MH, Keilholz L, Martus P (1997) Prevention of heterotopic ossification about the hip: final results of two randomized trials in 410 patients using either preoperative or postoperative radiation therapy. Int J Radiat Oncol Biol Phys 39:161–171

Sodemann B, Persson PE, Nilsson OS (1988) Prevention of heterotopic ossification by nonsteroid antiinflammatory drugs after total hip arthroplasty. Clin Orthop (237):158–163

Thomas BJ, Amstutz HC (1985) Results of the administration of diphosphonate for the prevention of heterotopic ossification after total hip arthroplasty. J Bone Joint Surg Am 67(3):400–403

Vielpeau C, Joubert JM, Hulet C (1999) Naproxen in the prevention of heterotopic ossification after total hip replacement. Clin Orthop 369:279–288

Wahlstrom O, Risto O, Djerf K, Hammerby S (1991) Heterotopic bone formation prevented by diclofenac. Prospective study of 100 hip arthroplasties. Acta Orthop Scand 62(5):419–421

Wurnig C, Eyb R, Auersperg V (1992) Indomethacin for prevention of ectopic ossification in cementless hip arthroplasties. A prospective 1-year study of 100 cases. Acta Orthop Scand 63(6):628–630

Radiologische und sonographische Erfassung nach Hüft-TEP-Implantation

T. Kausch

Heterotope Ossifikationen können Folge unterschiedlicher Erkrankungen und Traumata sein; sie treten gehäuft bei querschnittgelähmten Patienten auf.

Seit den Anfängen der Gelenkendoprothetik sind diese extraskelettalen, ossären Strukturen auch in den periprothetischen Weichteilen bekannt und erlangen durch die rasante Entwicklung der Endoprothetik zur Routinemethode in den letzten Jahrzehnten eine zunehmende Bedeutung für Diagnostik und Therapie.

Die ektop auftretenden Ossifikationen nach Arthroplastik des Hüftgelenks können sich auf kleine Knocheninseln im Weichteilgewebe ohne wesentliche klinische Relevanz beschränken, aber auch zu massiver Brückenbildung mit schweren Einschränkungen der Gelenkfunktion führen. Klinische Zeichen wie langsam zunehmende Schmerzen und eine Verschlechterung der Beweglichkeit bis hin zur knöchernen Ankylose des Hüftgelenks treten häufig sehr früh auf.

Mit zunehmender Ankylose des Hüftgelenks nach Ablauf von etwa 6–12 Monaten kommt es in der Regel zum Abklingen der Beschwerdesymptomatik. Allerdings verbleiben nicht selten Bewegungseinschränkungen in klinisch relevantem Ausmaß. Sie werden bei Ossifikationen für etwa 25% der Fälle angegeben.

Im Rahmen der röntgenologischen Diagnostik gibt es Hinweise auf periartikuläre Ossifikationen erst etwa 6 Wochen nach der Operation. Für die Frühdiagnose sind Szintigraphie und Computertomographie im klinischen Alltag eher von untergeordneter Bedeutung.

Eine frühzeitigere Diagnose der periartikulären Veränderungen ist zur besseren Steuerung des Therapieprogramms während der Rehabilitationsphase und zum differenzialdiagnostischen Ausschluss von ebenfalls schmerzhaften Veränderungen wie Endoprotheseninfektionen oder größeren Hämatombildungen wünschenswert.

Die sonographische Darstellung von heterotopen Ossifikationen ist Gegenstand verschiedener Untersuchungen. In der Regel betreffen diese bereits ausgereifte heterotope Ossifikationen oder seltener auch frühe Veränderungen. Eine systematische Beschreibung der darstellbaren Veränderungen und eine klinisch anwendbare Stadieneinteilung wurde bisher nicht vorgenommen, wenngleich die heterotopen Ossifikationen nach Alloarthroplastik des Hüftgelenks von verschiedenen Autoren erwähnt werden (Tomaszewski u. Hennig, 1998).

Im Rahmen seiner Dissertation konnte Frank (2001) 229 Patienten klinisch, röntgenologisch und sonographisch 3 und 6 Wochen nach Allo-Arthroplastik des Hüftgelenks auf folgende Zielparameter hin untersuchen:

- Vorkommen heterotoper Ossifikationen und Darstellung mit Hilfe der Röntgendiagnostik und Sonographie.
- Stadieneinteilung der röntgenologisch nachgewiesenen Ossifikationen nach Brooker.
- Erfassung der sonographisch darstellbaren ossifikationstypischen Strukturen mit einer eigenen Stadieneinteilung (Tab. 3.7; Abb. 3.4, 3.5 sowie 3.7).
- Sonographische und röntgenologische Verlaufsbeurteilung der nachgewiesenen Ossifikationen.

Bei der sonographischen Untersuchung wurden zwei ventrale Schnittebenen zur Beurteilung ausgewählt; laterale Longitudinalschnittebenen wurden für alle Patienten berücksichtigt, erwiesen sich allerdings als für eine Stadieneinteilung ungeeignet, da die prothetischen Strukturen nicht regelmäßig dargestellt wurden und eine Abgrenzung vermeintlicher Ossifikationen vom Trochanter major nicht immer möglich war.

Tabelle 3.7. Sonographiestadien heterotoper Ossifikationen

0	keine Ossifikationen
1	punktuelle Verdichtungen, keine Schallauslöschung (Abb. 3.4)
2	diffuse Verdichtungen, unvollständige dorsale Schallauslöschung der prothetischen Strukturen (Abb. 3.5)
3	abgrenzbare Verdichtungen mit vollständiger Auslöschung der prothetischen Strukturen (Abb. 3.7)

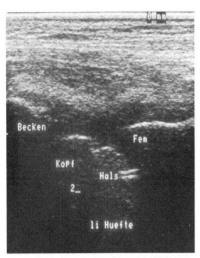

Abb. 3.4. Sonographisches Bild einer Hüftendoprothese im ventralen Schnittbild ohne Ossifikationen.

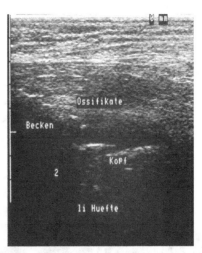

Abb. 3.5. Sonographisches Stadium 1 der Ossifikation mit punktuellen Verdichtungen ohne Schallauslöschung der prothetischen Strukturen.

Die radiologische Untersuchung brachte 3 Wochen postoperativ in 7,4% (17 von 229 Patienten) den Nachweis heterotoper Ossifikationen. Diese waren in 16 Fällen erstgradig und in einem Fall drittgradig. Sechs Wochen postoperativ ließ sich in 19,2% (44 von 229 Patienten) ein entsprechender Befund erheben. Hier waren 29 Patienten von erstgradigen, 19 Patienten von zweitgradigen und 2% von drittgradigen Ossifikationen nach Brooker betroffen.

Im Gegensatz dazu fanden sich bei der sonographischen Untersuchung 3 Wochen postoperativ bereits bei 29,3% der Patienten ossifikationstypische Veränderungen. Hier wurde eine eige-

ne Stadieneinteilung vorgenommen (Tab. 3.7). 31 Fälle waren erstgradig, 20 Fälle zweitgradig und 16 Fälle drittgradig entsprechend der vorgenommenen Stadieneinteilung.

Sechs Wochen postoperativ waren in 30,5% auffällige Veränderungen entsprechend der sonographischen Einteilung nachweisbar mit 19 erstgradigen, 21 zweitgradige und 30 drittgradigen Veränderungen.

Bei positivem röntgenologischen Befund ließ sich immer auch sonographisch eine ossifikationstypische Veränderung nachweisen, während bei negativen Röntgenbefunden sonographische Veränderungen, insbesondere in der 3-Wochen-

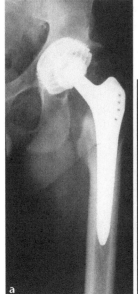

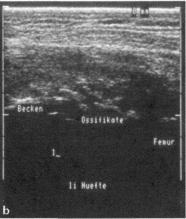

Abb. 3.6. a Hüftendoprothese 3 Wochen postoperativ, röntgenologisch keine Ossifikate. **b** Sonographisches Bild mit Stadium 2 der Ossifikation und inkompletter Auslöschung der prothetischen Strukturen.

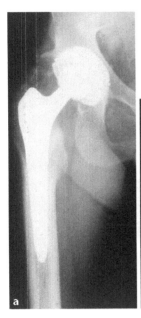

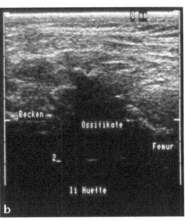

Abb. 3.7. a 6 Wochen postoperativ. Deutliche beginnende Ossifikationen. **b** 6 Wochen postoperativ mit sonographischem Stadium 3 und kompletter Auslöschung der prothetischen Strukturen.

Kontrolle, häufig schon deutlich zu erkennen waren (Abb. 3.6, 3.7).

Jene Patienten, die in der 3-Wochen-Kontrolle sonographische Veränderungen Grad 2 oder 3 zeigten, wiesen mit Ausnahme von zwei Patienten auch röntgenologisch in der 6-Wochen-Kontrolle periartikuläre Ossifikationen nach der Einteilung von Brooker auf.

▌ Literatur

Brooker A, Bowermann J, Robinson R, Riley L (1973) Ectopic ossification following total hip replacement. J Bone Joint Surg 55-A:1629–1632

Frank A (2001) Die sonographische Frühdiagnostik heterotoper Ossifikationen nach Alloarthroplastik des Hüftgelenks. Inauguraldissertation zur Erlangung des Doktorgrades der Medizin RWTH Aachen

Popken F, König DP, Tantow M, Rütt J, Kausch T, Peters KM (2003) Ist eine perioperative sonographische Frühdiagnostik heterotoper Ossifikationen nach Alloarthroplastik des Hüftgelenks möglich? Unfallchirurg 106:28–31

Tomaszewski A, Hennig FF (1998) Sonographische Kontrolle der Hüftregion nach alloarthroplastischem Gelenkersatz. Osteosynthese International 1:46–53

Myositis ossificans localisata

D. P. König

Synonyme

Heterotope Ossifikationen, parossale Ossifikationen, paraartikuläre Ossifikationen, neuropathische Muskelverknöcherung, Myositis ossificans localisata traumatica.

Definition

Die Myositis ossificans localisata ist ein lokalisierter, selbstlimitierender Verknöcherungsprozess, der oft als Reaktion auf ein Weichteiltrauma entsteht.

Einführung

Nach der WHO-Klassifikation der Knochentumoren (1972) zählt die Myositis ossificans zu den „tumor-like lesions". Die Verknöcherung ist nicht immer in der Muskulatur gelegen, sondern kann auch in der Haut, im subkutanen Gewebe, in Sehnen, im Nagelbett und juxtakortikal vorkommen. Die Myositis ossificans ist nach Jesserer (1960) seit 1868 bekannt. Sie wird folgendermaßen klassifiziert:

- Myositis ossificans progressiva,
- Myositis ossificans localisata traumatica,
- Myositis ossificans localisata nontraumatica.

Pathogenese und Pathologie

Die Pathogenese ist unklar. Diskutiert wird eine Umdifferenzierung der multipotenten Mesenchymzellen. Ebenfalls wird ursächlich ein lokales Trauma, eine zerebellare oder spinale Schädigung diskutiert. Die Ossifikation soll abhängig sein von der lokalen Gewebesauerstoffkonzentration.

Ausgehend von den Bindegewebssepten kommt es zur Ossifikation. Je nach Stadium der Erkrankung finden sich unterschiedliche histopathologische Erscheinungsformen. Zentral stellt sich ein zellreiches Granulationsgewebe mit Spindelzellen, Lymphozyten und zahlreichen Gefäßen dar. Daran schließt sich eine zellärmere Zone mit Osteoidablagerungen und entzündlichem Granulationsgewebe an. In der Außenzone ist unterschiedlich ausgereiftes Knochengewebe zu finden.

Klinisches Bild

Die Myositis ossificans tritt gehäuft auf bei jungen sportlichen Erwachsenen im Alter zwischen 20 und 30 Jahren. Die Patienten beklagen eine schnell wachsende, schmerzhafte intramuskuläre Weichteilschwellung. Häufig wird ein vorheriges Trauma angegeben (64%). Meist sind die Extremitäten betroffen, insbesondere der M. quadriceps femoris, der M. glutaeus und der M. brachialis.

Die Myositis ossificans nach Schädel-Hirn-Trauma, Rückenmarkverletzung und Tetanus ist seit der Beschreibung von Goldberg 1877, der über zwei Paralytiker mit Muskelverkalkung berichtete, bekannt. Nach neurologischen Erkrankungen mit spastischen Paresen ist das männliche Geschlecht bevorzugt betroffen. Bei einer Analyse von 5134 Patienten mit Schädel-Hirn-Traumen entwickelte sich in 0,88% der Fälle eine Myositis ossificans. Entsprechend dem Typ der Paresen sind Hüft-, Knie-, Ellenbogen- und Schultergelenkregion halb- oder doppelseitig betroffen (Abb. 3.8, 3.9). Befindet sich die Rückenmarkschädigung unterhalb von L2/L3, treten keine Ossifikationen auf. 5–8 Wochen nach dem Schädel-Hirn-Trauma bzw. nach der Rückenmarkverletzung sind die ersten Verkalkungen zu erkennen, nach 8–12 Wochen kommt der Verkalkungsprozess zum Stillstand. Je nach Schweregrad kann die Myositis zur vollständigen Pflegebedürftigkeit des Patienten führen.

Therapie

In der Regel wird die operative Entfernung bei Symptomen des Patienten angestrebt. Postoperativ sollte eine strahlentherapeutische Ossifikationsprophylaxe durchgeführt werden. Die Ope-

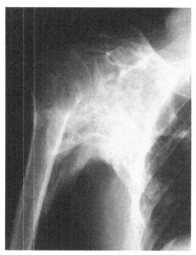

Abb. 3.8. Konzentrische ankylosierende Myositis ossificans der rechten Schulter nach Schädel-Hirn-Trauma.

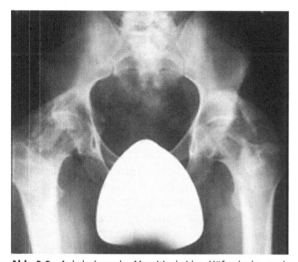

Abb. 3.9. Ankylosierende Myositis beider Hüftgelenke nach Schädel-Hirn-Trauma.

ration sollte erst bei Vorliegen einer alkalischen Phosphatase im Normbereich und einem unauffälligen Skelettszintigramm, das den Abschluss der Ossifikation nachweist, durchgeführt werden. Diskutiert werden Corticoidinfiltrationen und die Gabe von Bisphosphonaten zur Prävention einer Myositis ossificans.

▌ Prognose

Da es sich bei der Myositis ossificans localisata um eine gutartige Knochenerkrankung handelt (tumor-like lesion), ist die Prognose gut. Problematisch sind gelenkumgreifende Ossifikationen, die bis zur Ankylose führen können.

▌ Literatur

Jesserer H (1960) Erkrankungen und Probleme aus dem Grenzgebiet der Inneren Medizin. XVI. Myositis ossificans. Med Klinik 55:2185

Mahmud HR, Rumpf P, Sailer R, Ulrich B (1978) Zur Myositis ossificans nach Schädel-Hirn-Trauma. Langenbecks Arch Chir 346:265–271

Rodegerdts U, Lenze U, Hertel E (1976) Zur Myositis ossificans localisata und ihrer operativen Therapie. Arch orthop Unfall-Chir 84:349–367

Scott EK, Koplyay P, Pope TL, Ward WG (1997) Clinical, Radiologic, and Pathologic Spectrum of Myositis Ossificans and Related Lesions: A Unifying Concept. Advances in Anatomic Pathology. Vol 4, No 5, 277–286

Weichteilverkalkungen als Differenzial-diagnose heterotoper Ossifikationen

K. M. Peters

Nicht jede radiologisch nachweisbare, gelenknah gelegene Verdichtung stellt eine heterotope Ossifikation dar, andererseits wird auch heute noch immer wieder von dem Auftreten „gelenknaher Verkalkungen nach Hüft-TEP-Implantation" gesprochen, wobei es sich eindeutig und immer um die Bildung echten Knochens im periartikulären Weichteilgewebe handelt (Abb. 3.10 a u. b).

Sowohl Ossifikationen (Verknöcherungen) als auch Verkalkungen können lokalisiert oder multilokulär auftreten (Abb. 3.11, 3.12). Je nach Ursache treten Weichteilverkalkungen als Folge eines gestörten Calcium-Phosphat-Stoffwechsels als „metastatische Verkalkungen", bei normalem Calcium-Phosphat-Stoffwechsel als „idiopathische Verkalkungen" oder „dystrophe Verkalkungen" auf.

Metastatische Verkalkungen können im Rahmen eines Hyperparathyreoidismus, einer renalen Osteodystrophie, einer Hypervitaminose D, eines Hypoparathyreoidismus, einer Sarkoidose oder bei massiver Knochendestruktion, z. B. bei Plasmozytom, Leukämie oder ausgedehnter Metastasierung auftreten (Abb. 3.11 a u. b).

Idiopathische Verkalkungen lassen sich in der Folge von Kollagenosen (z. B. Lupus erythematosus, Dermatomyositis, Sklerodermie, CREST-Syndrom) beobachten.

Die sog. tumoröse Kalzinose (Morbus Teutschländer) tritt im Alter zwischen 20 und 40 Jahren bevorzugt bei Männern auf und imponiert durch ausgedehnte Verkalkungen, speziell im Bereich der großen Gelenke, wobei bevorzugt Schulter-, Hüft- und Ellenbogengelenk betroffen sind (Abb. 3.13). Radiologische Merkmale der tumorösen Kalzinose sind wolkige Strukturen mit zum Teil scholligen Verkalkungen, die nicht auf Knochen oder Gelenke übergreifen. Das Auftreten der tumorösen Kalzinose wird im Rahmen eines gestörten Calcium-Phosphat-Stoffwechsels, aber auch bei normaler Calcium-, Phosphat- und Parathormonkonzentration im Serum beschrieben.

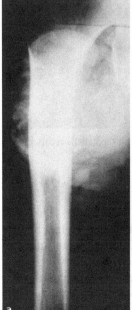
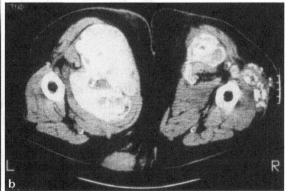

Abb. 3.10. Massive Weichteilverkalkungen in beiden proximalen Oberschenkeln bei renaler Osteodystrophie mit terminaler Niereninsuffizienz. **a** Röntgenbild rechte Seite. **b** Im CT zeigt sich deutlich die intramuskuläre Lage der Verkalkungen ohne Beziehung zum Knochen.

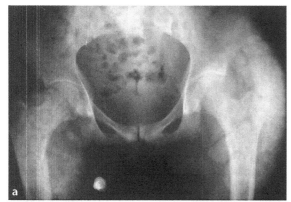

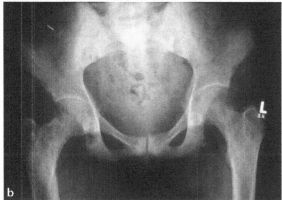

Abb. 3.11. 43-jährige Patientin mit dialysepflichtiger Niereninsuffizienz und renaler Osteodystrophie. **a** Ausgeprägte Weichteilverkalkungen beider Hüften. **b** Rückbildung der Weichteilverkalkungen 1½ Jahre später nach Änderung des Dialyseprotokolls.

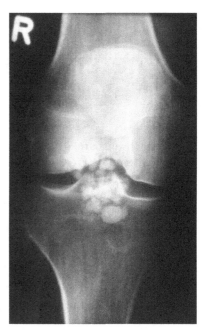

Abb. 3.12. Periartikuläre Verkalkung der rechten Schulter bei Morbus Teutschländer.

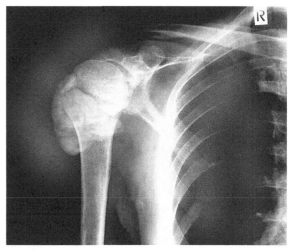

Abb. 3.13. Kalzifizierende Bursitis infrapatellaris rechts bei einem 74-jährigen Patienten.

Zu den dystrophischen Kalzifikationen können alle Arten von Gewebenekrosen wie Verbrennungen, Erfrierungen, schwere Weichteiltraumen, Kompartmentsyndrom, aber auch Tumoren, Osteonekrosen und Infarkte sowie die Tuberkulose führen.

Weichteilverkalkungen können partiell oder völlig reversibel sein (Abb. 3.11 a).

Bursaverkalkungen (Bursitis calcarea) können sich in der Folge chronischer Bursitiden entwickeln. Sie führen in der Regel durch ihre typische Lokalisation nicht zu differenzialdiagnostischen Schwierigkeiten (Abb. 3.13).

Ossifikationen sind stets echte Knochenneubildungen, die, sofern sie genügend vorangeschritten sind, die typische trabekuläre Struktur des Knochens histologisch erkennen lassen. Es handelt sich um eine metaplastische Neubildung von Knochen- und Knorpelgewebe in den juxtakortikalen Weichteilen. Es handelt sich somit nicht um eine Entzündung, wie der Begriff Myositis ossificans suggeriert, ebenso um keine

einfache Verkalkung eines Hämatoms. Heterotope Ossifikationen im Hüftbereich treten bevorzugt nach Hüft-TEP-Implantationen, an anderen Gelenken bevorzugt nach schwerwiegenden Schädel-Hirn-Traumen und Rückenmarkverletzungen mit Paraplegie sowie nach längerer Beatmung auf. Wie heterotope Ossifikationen nach Schädel-Hirn-Trauma, Paraplegie oder Langzeitbeatmung zeigen, muss initial kein lokales gelenknahes Trauma vorliegen.

Seltenere Ursachen für das Auftreten von Ossifikationen sind die chronisch venöse Insuffizienz, Tendinitiden mit nachfolgenden Sehnenansatzverknöcherungen sowie Tumoren. Die wichtigste Differenzialdiagnose einer Myositis ossificans stellen das Osteosarkom und das Osteochondrom dar. Zur radiologischen Detailbeurteilung ist die Computertomographie die Methode der Wahl. In der Differenzialdiagnostik kann auch der Einsatz der MRT erforderlich werden. So weist die Myositis ossificans in der Regel ein kräftiges Ödem auf, das beim parossären Sarkom, beim Osteochondrom und periostalen Chondrom fehlt.

▮ Literatur

Bishop AF, Destouet JM, Murphy WA, Gilula LA (1982) Tumoral calcinosis: case report and review. Skeletal Radiol 8:269–274

Fuchs S (2001) Pariartikuläre Verkalkungen. Unfallchirurg 104:886–888

Kuchenbauer F, Biberthaler P, Stöger H, Mutschler W (2002) Morbus Teutschländer. Unfallchirurg 105: 572–575

4 Knocheninfektionen

Endogene (hämatogene) Osteomyelitis

C. BERTRAM

Die hämatogene Osteomyelitis stellt eine Entzündung des Knochens dar, die verursacht ist durch eine Bakteriämie, die von einer andernorts lokalisierten Entzündung (Primärherd) ausgeht. Die wichtigsten Primärinfektionsherde sind Tonsillen, Zähne, Ohren und die Haut.

Chronische Erkrankungen und Unterernährung erhöhen das Infektionsrisiko. Besonders gefährdet sind Patienten mit einer Sichelzellanämie, die ein 200fach höheres Erkrankungsrisiko gegenüber der Normalbevölkerung aufweisen. Verursacht wird dieses erhöhte Infektionsrisiko durch Knochennekrosen, die ideale Wachstumsbedingungen für die Bakterien darstellen. Auch lokale Traumen sollen ein erhöhtes Infektionsrisiko darstellen.

Die Erkrankung befällt überwiegend Kinder und Jugendliche und zeigt unterschiedliche Verlaufsformen, die durch die altersabhängigen anatomischen und physiologischen Verhältnisse der Wachstumsfugen bedingt sind (s. u.).

Nach dem Erregerspektrum unterscheidet man die spezifischen Osteomyelitiden (Typhus, Tuberkulose, Lues), die charakteristische histologische Befunde hervorrufen, von den unspezifischen Osteomyelitiden, die sich histologisch nicht unterscheiden lassen. Letztere machen den Hauptanteil der Osteomyelitiden aus. Die häufigsten Erreger der hämatogenen Osteomyelitis sind Staphylokokken und Streptokokken. In Abhängigkeit vom Patientenalter, Begleiterkrankungen und Immunstatus können andere Erreger dominieren (Peters u. Klosterhalfen 1997):

I Haemophilus influenzae bei Kindern,
I Salmonellen bei bestehenden Hämoglobinopathien,
I Pseudomonaden bei Drogenabhängigen,
I Pilze bei Immunsupprimierten.

Altersverteilung

Die hämatogene Osteomyelitis weist insgesamt drei Altersgipfel auf. Der erste liegt zwischen der Geburt und dem 2. Lebensjahr, der zweite im Kleinkindalter bei etwa 5 Jahren und der letzte bei 18 Jahren.

Einteilung und Pathophysiologie

Eine aus dem Auftreten resultierende Einteilung der Erkrankung in die Säuglings-, juvenile und Erwachsenenosteomyelitis ist, wie nachfolgend ausgeführt wird, auch unter pathophysiologischen Gesichtspunkten sinnvoll.

Die hämatogene Osteomyelitis entsteht bevorzugt in den metaphysären Gefäßen. Hier wird die Blutfließgeschwindigkeit aufgrund des zunehmenden Gesamtquerschnitts der Gefäße und der großvolumigen Venen deutlich reduziert. Daraus resultiert eine leichtere Adhärese von Bakterien, die dann zu bakteriellen Embolien führt. Das Versorgungsgebiet des embolisierten Gefäßes wird nekrotisch. Innerhalb der Nekrose kommt es zur Vermehrung der Keime und somit zur intramedullären Abszessbildung. Ohne Nekrose kann eine hämatogene Osteomyelitis nicht entstehen. Durch weitere Ausdehnung des Abszesses breitet sich der Infekt über die Havers-Kanäle innerhalb der Kortikalis aus, und über die Volkmann-Kanäle gelangt die Entzündung durch die Kortikalis bis zum Periost. Dieses bietet zunächst ausreichenden Widerstand, sodass es zur Abhebung des Periosts mit subperiostaler Abszessbildung kommt. Unbehandelt erfolgt eine weitere Ausbreitung des Infekts nach Überwinden des Periosts in die Weichteile.

Säuglingsosteomyelitis

Beim Säugling befinden sich in der Wachstumsfuge der Röhrenknochen noch Gefäßanastomosen, die die epi- und metaphysären Gefäße verbinden. Somit kann sich beim Säugling die Infektion über diese Anastomosen von der Meta- zur Epiphyse und weiter bis in das angrenzende Gelenk ausbreiten und ein Empyem ausbilden. Hauptsächlich betroffen sind die großen Gelenke: Hüft-, Knie-, Sprung- und Ellenbogengelenk (Abb. 4.1a u. b). Durch die Keimbesiedlung kommt es schnell zu einer Destruktion der chondralen Gelenkanteile, sodass eine rasche operative Therapie indiziert ist. Als weitere Besonderheit finden sich bei Säug-

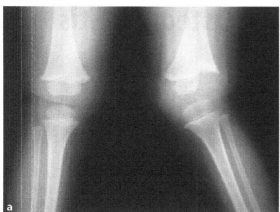

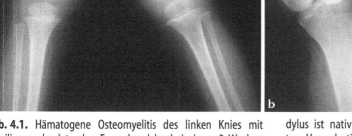

Abb. 4.1. Hämatogene Osteomyelitis des linken Knies mit Beteiligung des lateralen Femurkondylus bei einem 3 Wochen alten Säugling. **a** 1½ Jahre später. Das laterale Femurkon- dylus ist nativradiologisch nicht dargestellt. **b** 22 Jahre später. Hypoplastische Ausbildung des lateralen Femurkondylus als Endzustand.

lingen multilokuläre Skelettbeteiligungen insbesondere mit Staphylococcus aureus oder Escherichia coli.

Juvenile Osteomyelitis

Die Anastomosen zwischen der Meta- und Epiphyse veröden etwa im Alter von 1½ Jahren, sodass ab diesem Zeitpunkt eine direkte Ausbreitung der metaphysären Osteomyelitis zur Epiphyse nicht mehr möglich ist. Die Entzündung dehnt sich vielmehr in Richtung auf die Diaphyse aus und durchbricht bei Kindern zwischen 1½ und 2½ Jahren rasch die weniger stabile metaphysäre Kortikalis. Bei den älteren Kindern kommt es zunächst zu einer diaphysären Ausdehnung des Infekts mit Zerstörung der endostalen Durchblutung, bevor auch hier der Infekt die Kortikalis durchbricht und zum subperiostalen Abszess führt. Ausgedehnte Abszesse haben auch eine periostale Minderperfusion zur Folge, wodurch die Sequesterbildung begünstigt wird. Das abgehobene Periost neigt in diesen Fällen zu einer Ossifikation, wodurch Sequester von neu gebildetem Knochen umgeben werden (sog. Totenladen) oder der gesamte Knochen von einer Neubildung umschlossen wird (Involucrum = Hülle).

Besondere Situationen ergeben sich an Gelenken, deren Kapsel metaphysär angeheftet ist (Hüft- und Schultergelenk sowie Ellenbogengelenkkapsel am Radiusköpfchen). Hier ist eine Infektausbreitung nach Durchbruch des Abszesses in Höhe der Metaphyse direkt in den Gelenkraum möglich. Selten, aber möglich sind hämatogene Osteomyelitiden, die ihren Ausgang direkt von den Epiphysen nehmen. Wie bei der

Säuglingsosteomyelitis ist auch in diesen Fällen mit einer Infektarthritis zu rechnen, die eine umgehende Intervention erfordert.

Erwachsenenosteomyelitits

Die hämatogene Osteomyelitis des Erwachsenen hat Ihren Altersgipfel im 18. Lebensjahr (Abb. 4.2). Das Skelett ist ausgereift und die Wachstumsfugen, die vorher eine Barriere für die direkte bakterielle Invasion von der Meta- zur Epiphyse darstellten, sind knöchern durchbaut und von zahlreichen Gefäßen durchzogen. Die Ausbreitung des Infekts erfolgt wie bei der

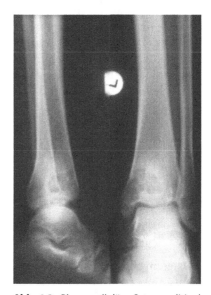

Abb. 4.2. Plasmazelluläre Osteomyelitis der linken distalen Tibia als Sonderform der hämatogenen Osteomyelitis bei einem 31-jährigen Patienten.

Säuglingsosteomyelitis erneut von der Meta- zur Epiphyse. Gehäuft findet sich auch hier die Gelenkbeteiligung mit Ausbildung eines Empyems. Die hämatogene Spondylitis tritt im Erwachsenenalter deutlich häufiger auf als bei Kindern und Jugendlichen und wird gesondert dargestellt (S. 124 ff.).

▌ Klinisches Bild

Typisches Symptom der Osteomyelitis ist der plötzlich auftretende lokale, selten auch generalisierte Knochenschmerz mit eingeschränktem Bewegungsumfang der angrenzenden Gelenke. Die Patienten haben hohes Fieber und ein allgemeines Krankheitsgefühl. In der Anamnese muss gezielt nach möglichen Primärherden der Infektion gefragt werden, und die Untersuchung umfasst auch die Inspektion des Mund-Nasen-Rachen-Raums sowie der Ohren. Bei der Untersuchung der Extremitäten sind Schwellungen, Überwärmungen, Rötungen und Druckschmerzen zu beachten.

Prädilektionsorte sind die Metaphysen der langen Röhrenknochen, insbesondere der unteren Extremitäten und hier besonders die Knieregion (70%). Primär diaphysäre Erkrankungen sind auch bei Kindern möglich, typischer jedoch bei den selten betroffenen Erwachsenen. Das multilokuläre Auftreten ist insbesondere bei der Säuglingsosteomyelitis zu beachten, nimmt jedoch in den letzten Jahren ab. Bei Infektionen mit Salmonellen werden vermehrt Hand- und Fußwurzelknochen befallen.

▌ Differenzialdiagnose

Wichtige Differenzialdiagnosen der hämatogenen Osteomyelitis sind maligne Knochentumoren, insbesondere das Ewing-Sarkom, benigne Knochentumoren und Tumor-like Lesions sowie Stressfrakturen (Tab. 4.1).

▌ Diagnostik

▌ **Labor.** Die laborchemischen Untersuchungen zeigen eine stark beschleunigte BSG, erhöhte CRP-Werte und eine Leukozytose. Es kann auch eine alleinige CRP-Erhöhung imponieren, da nur ein Drittel aller Patienten eine initiale Leukozytose aufweist. Im Verlauf sind zur Überprüfung

Tabelle 4.1. Differenzialdiagnosen der hämatogenen Osteomyelitis

▌Maligne Knochentumoren
–Ewing-Sarkom
–Osteosarkom
–Retikulumzellsarkom
▌Benigne Knochentumoren und Tumor-like Lesions
–fibröse Dysplasie
–Osteoklastom
–Osteoidosteom
▌Stressfrakturen

der Therapie oder der Diagnose weitere Kontrollen der Entzündungsparameter erforderlich. Bei septischen Verlaufsformen ist die mehrfache Abnahme von Blutkulturen notwendig.

▌ **Sonographie.** Von den bildgebenden Verfahren ist die Sonographie zur Erfassung eines subperiostalen Abszesses und/oder eines Gelenkergusses das Mittel der ersten Wahl. Bei Nachweis eines Abszesses kann durch gezielte Punktion unter sterilen Kautelen Flüssigkeit zur mikrobiologischen und laborchemischen Untersuchung gewonnen werden.

▌ **Röntgen.** Konventionelle Röntgennativaufnahmen sind zwingend erforderlich zum Ausschluss möglicher Differenzialdiagnosen und im Spätstadium. Die akute Osteomyelitis zeigt im Frühstadium keine radiologischen Veränderungen. Ein parossales Ödem oder ein Weichteilödem ist als unspezifisches Zeichen nach ca. 3 Tagen erkennbar. Strukturelle Veränderungen des Knochens zeigen sich aber erst nach 14 Tagen in Form einer Periostabhebung und mottenfraßartiger Destruktionen. Im späteren Verlauf treten Osteolysen mit randständigen Sklerosen und periostaler Knochenneubildung auf (Bohndorf 1998).

▌ **Szintigraphie.** Die Knochenszintigraphie erlaubt den Nachweis einer akuten hämatogenen Osteomyelitis etwa 3–5 Tage nach Krankheitsbeginn. Die Sensitivität wird mit 0,64, die Spezifität mit 0,71 angegeben. Der Grund liegt in der geringen Ortsauflösung dieses Verfahrens im Bereich der Epi- und Metaphysen. Richtungsweisende Bedeutung kommt der gesteigerten Aktivität in der arteriellen und Spätphase zu. Mit der Antileukozytenszintigraphie wird eine höhere Sensitivität und Spezifität erreicht, sodass diese beim multifokalen Befall oder einer Sepsis eingesetzt wird. Beim monostotischen Befall ist die Szintigraphie jedoch nicht Mittel der Wahl, da die MRT bessere Ergebnisse erzielt.

▌ **MRT, CT.** In den T1-gewichteten MRT-Aufnahmen zeigt der Osteomyelitisherd ein hypodenses Signal im Vergleich zum normalen Knochenmark, während es in der T2-Gewichtung zu einem hyperdensen Signal kommt. Kontrastmittelaufnahmen mit Gadolinium erleichtern die Diagnose durch die randständige Kontrastmittelaufnahme bei Vorliegen eines Abszesses. Die Sensitivität der MRT liegt bei 0,97, die Spezifität bei 0,84, sodass dieses Verfahren auch wegen der fehlenden Strahlenbelastung bei der Verdachtsdiagnose einer Osteomyelitis durchgeführt werden sollte. Lediglich zur Beurteilung knöcherner Veränderungen ist die Computertomografie der MRT überlegen und sollte nur in wenigen Fällen noch zur Anwendung gelangen.

▌ **Punktion, Biopsie.** Zur weiteren Diagnostik ist die Punktion befallener Gelenke unter sterilen Kautelen obligat. Das Punktat sollte mikroskopisch und mikrobiologisch auf Keime untersucht werden, um eine Therapie nach Antibiogramm durchführen zu können. Zum Keimnachweis ist auch die Punktion eines subperiostalen Abszesses zu empfehlen. Bei unklaren Verlaufsformen muss zur differenzialdiagnostischen Abklärung eine Gewebeprobe entnommen werden.

Der Ablauf der Diagnostik ist schematisch in Abb. 4.3 zusammengefasst.

▌ Therapie

Die Therapie der hämatogenen Osteomyelitis muss unverzüglich eingeleitet werden. Nach Gewinnung eines Punktats oder Abstrichs (ggf. der Probeexzision) wird eine Antibiotikagabe initial mit Oxacillin empfohlen, bis das Antibiogramm vorliegt. Die parenterale Gabe wird bevorzugt, obwohl Studien mit oraler Gabe wirksame Plasmaspiegel erreichen.

Die akute hämatogene Osteomyelitis kann im Frühstadium allein durch die antibiotische Therapie und eine konsequente Ruhigstellung der betroffenen Region ausheilen. Insgesamt wird eine Therapie für 8 Wochen empfohlen, mindestens jedoch über einen Zeitraum von 6 Wochen nach Normalisierung der Entzündungsparameter in den Laborkontrollen. Kommt es jedoch innerhalb der ersten 24 Stunden nach Beginn der Therapie nicht zu einer Besserung des klinischen Befunds, sollte die Operation durchgeführt werden, um eine Chronifizierung des Prozesses zu vermeiden. Gleiches gilt, falls bei der Diagnostik ein Abszess oder Sequester nachgewiesen wird. Die operativen Maßnahmen umfassen Knochenfensterung, Débridement und ggf. Sequestrektomie. Nekrosen müssen konsequent reseziert werden, da sie Nährböden zur Unterhaltung des Infekts sind. Immer sollte neben der Abnahme von intraoperativen Abstrichen auch histologisches Material gewonnen werden. Das Anlegen einer Saug-Spül-Drainage sollte zugunsten von lokal applizierbaren Antibiotikaträgern (z. B. Gentamycinketten oder -kollagenvlies) nicht mehr vorgenommen werden. Auf eine Drainage der Markhöhle zur

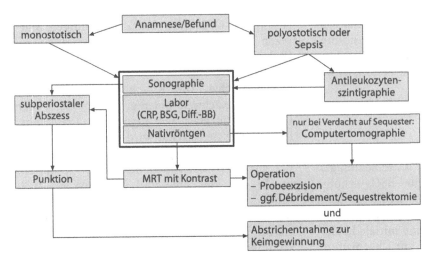

Abb. 4.3. Diagnostische Synopse bei Verdacht auf Osteomyelitis.

Druckentlastung darf nicht verzichtet werden. Postoperativ muss eine systemische Antibiotikagabe und Ruhigstellung weiterhin gewährleistet sein. Auch im Fall einer Sepsis und bei Patienten mit einer Sichelzellanämie ist eine Operationsindikation gegeben.

Die Kontrollen nach Ausheilung des Infekts sollten im ersten Jahr 3-monatlich erfolgen, anschließend sind jährliche Kontrollen bis 3 Jahre nach der Sanierung erforderlich. Weitere Kontrollen empfehlen wir darüber hinaus bei Patienten mit Störungen der Epiphysenfugen bis zum Wachstumsabschluss.

▌ Prognose

Dank der heute zur Verfügung stehenden Antibiotika ist bei rascher Diagnose der hämatogenen Osteomyelitis eine Heilung der Erkrankung möglich. Durch Beteiligung der Wachstumsfugen können weitere orthopädische Maßnahmen erforderlich werden, die einerseits gelenkplastisch-rekonstruktiv sind, andererseits Achs- und Längenkorrekturen bedeuten. Regelmäßige Kontrollen der Patienten sind daher bis zum Abschluss des Wachstums erforderlich.

▌ Literatur

Bohndorf K (1998) Osteomyelitis. In: Bohndorf K, Imhof H (Hrsg) Radiologische Diagnostik der Knochen und Gelenke, Thieme, Stuttgart New York, S 136–145

Peters KM, Klosterhalfen B (1997) Osteomyelitis. In: Peters KM, Klosterhalfen B: Bakterielle Infektionen der Knochen und Gelenke. Enke, Stuttgart, S 9–17

Exogene (unspezifische) Osteomyelitis

K.M. PETERS

Synonym

Posttraumatische Osteomyelitis.

Definition

Infektion des Knochens und Knochenmarkraums durch unspezifische Bakterien oder Pilze.

80% aller Osteomyelitiden sind heutzutage der unspezifischen exogenen Osteomyelitis zuzuordnen.

Inzidenz

Da keine Meldepflicht besteht, sind die Angaben über die Häufigkeit der unspezifischen Osteomyelitis ungenau. Lag sie in der zweiten Dekade dieses Jahrhundert noch zwischen 2 und 3%, ist sie aufgrund einer verbesserten Abwehrlage der Bevölkerung, besserer hygienischer Verhältnisse sowie durch die Einführung der Antibiotikatherapie deutlich gesunken.

Einteilung

Je nach zeitlichem Verlauf wird eine akute von einer chronischen Osteomyelitis unterschieden: Laufzeit der Osteomyelitis <6 Wochen akut, >6 Wochen chronisch (Abb. 4.4, 4.5). Mittels imunhistochemischer Technik gelingt eine exaktere Klassifikation der entzündlichen Aktivität der Osteomyelitis.

Die Einteilung der Osteomyelitis von Weiland et al. (1984) berücksichtigt das Ausmaß der knöchernen Beteiligung:
- Typ I: Knocheninfektion ohne Beteiligung der umgebenden Weichteile.
- Typ II: zirkuläre kortikale und endostale Knocheninfektion.
- Typ III: Knocheninfektion mit segmentalem Knochendefekt.

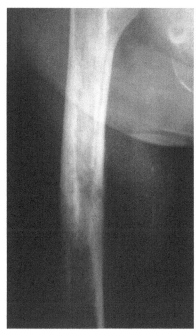

Abb. 4.4. Akute Osteomyelitis des mittleren Femurschafts nach Hüft-TEP-Entfernung wegen Infektion bei einer 75-jährigen Patientin.

Cierney und Mader (1987, 1989) teilten die Osteomyelitis darüber hinaus in drei Klassen hinsichtlich der Infektheilung ein:
- Klasse A: systemische Immunabwehr, metabolische Kapazität und Vaskularität unauffällig.
- Klasse B: lokale und/oder systemische Wundheilungsstörung.
- Klasse C: behandlungsresistente Morbidität mit schlechter Heilungstendenz.

Die posttraumatische Osteomyelitis ist durch die Inokulation von Umgebungsbakterien oder Pilzen im periostalen bzw. endostalen Bereich durch chirurgische Verfahren oder offene Frakturen charakterisiert. Dabei stellen geronnenes Blut, devitalisierter Knochen sowie gequetschtes und nekrotisches Weichteilgewebe einen optimalen Nährboden für die Bakterien dar. Für die Entstehung der exogenen Osteomyelitis ist ferner die Rolle von iatrogen eingebrachten Bioma-

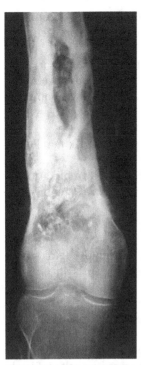

Abb. 4.5. Ausgedehnte fistelnde Osteomyelitis des rechten distalen Femurs bei einem 86-jährigen Patienten.

terialien bzw. Osteosynthesematerialien von Bedeutung. Die Assoziation von Fremdmaterial und Infektion mit Staphylococcus aureus ist durch experimentelle und klinische Studien belegt. Das Einbringen von Osteosynthesematerial führt in 0,5–5% der Fälle zur Infektion durch grampositive Organismen, dies jedoch in Abhängigkeit von der Art des operativen Eingriffs, dem verwendeten Osteosynthesematerial, dem Operationsverfahren und von der Lokalisation des verletzten Knochens. Der Einfluss des Fremdmaterials ist multifaktoriell. Neutrophile Granulozyten, die mit einem Fremdmaterial in Kontakt stehen, sind zwar morphologisch normal und unauffällig, aber funktionell nicht in der Lage, eine adäquate bakterizide Aktivität zu entwickeln. Darüber hinaus verfügen Mikroorganismen, insbesondere Staphylokokken, über eine Vielzahl von Adhäsionsmechanismen, entweder an der Fremdmaterialoberfläche selbst oder an hier aufgelagerten fibrillären Proteinen wie Fibronektin und Fibrin, von denen sie durch normale bakterielle Clearingmechanismen nicht mehr zu entfernen sind.

Erregersprektrum

Bei der posttraumatischen Osteomyelitis handelt es sich überwiegend um Infektionen mit Staphylococcus aureus. Staphylococcus epidermidis spielt hingegen die führende Rolle bei Infektionen in Zusammenhang mit Biomaterialien (Polymer-Gelenkendoprothesen, Gefäßprothesen, intravasale und intraperitoneale Katheter, künstliche Herzklappen). Es handelt sich dabei um sog. Polymer-assoziierte Infektionen. Weitaus seltener sind Infektionen mit Pseudomonas aeruginosa, E. coli und hämolysierenden Streptokokken. Der Anteil an Mischinfektionen bei der posttraumatischen Osteomyelitis liegt inzwischen bei ca. 75%. Der Anteil MRSA-positiver Infektionen steigt auch bei der posttraumatischen Osteomyelitis.

In Abhängigkeit von Patientenalter, Begleiterkrankungen, Immunstatus können bestimmte Erreger dominieren:
- Streptokokken der Gruppe B bei Neugeborenen,
- Haemophilus influenzae bei Kindern,
- Anaerobier bei Diabetikern,
- Salmonellen bei bestehenden Hämoglobinopathien,
- Pseudomonaden und
- Pilze bei drogenabhängigen und immunsupprimierten Patienten.

Lokalisation

Bei der posttraumatischen Osteomyelitis sind bevorzugt die Röhrenknochen der unteren Extremitäten betroffen.

Klinisches Bild

Die klinische Symptomatik der posttraumatischen Osteomyelitis hängt von der Verlaufsform ab. Eine akute posttraumatische Osteomyelitis geht in der Regel mit klassischen lokalen Entzündungszeichen einher. Eine noch bestehende Wundsekretion kann an Intensität zunehmen bzw. purulent werden (Geruch!). Zusätzlich kann sich eine systemische Immunreaktion mit Fieber entwickeln. In 2% entwickelt sich aus einer Osteomyelitis eine Sepsis.

Jede Temperaturerhöhung, die ab dem 3. postoperativen Tag auftritt, muss den Verdacht auf eine Weichteilinfektion als Ursprung einer posttraumatischen Osteomyelitis auslösen.

Aus einer zunächst akuten kann sich eine chronische posttraumatische Osteomyelitis entwickeln. Als Ursachen gelten:

▌ mechanische Frakturen (Instabilität der Osteosynthese oder der Fraktur),
▌ toxische Einflüsse der Infektionserreger und
▌ Störungen der Immunabwehr.

Auch bei chronischer Osteomyelitis können typische klinische Zeichen vorliegen wie wiederkehrende lokale Rötungen und Schwellungen, intermittierende oder chronische Fistelungen, ggf. lokale trophische Störungen (Abb. 4.6). Andererseits können bei der chronischen Verlaufsform die Beschwerden des Patienten und die klinischen Zeichen so uncharakteristisch sein, dass sich die Diagnose aufgrund klinischer Zeichen nicht stellen lässt.

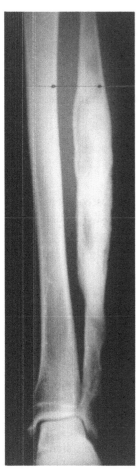

Abb. 4.6. 28-jähriger Mann mit chronischer Osteomyelitis der linken Fibula. Röntgenbild des linken Unterschenkels a.-p.

Wichtige Anhaltspunkte für eine chronische Osteomyelitis können sich aus der Vorgeschichte ergeben:

▌ Ereignis einer (meist offenen) Fraktur,
▌ vorausgegangene hämatogene Osteomyelitis,
▌ purulente Wundsekretion, mehrfache operative Revisionen.

Neben chronischen Schmerzen und einer Funktionseinschränkung des betroffenen Gliedmaßenabschnitts können folgende Komplikationen bzw. Spätfolgen der chronischen Osteomyelitis auftreten:

▌ Pseudarthrose,
▌ pathologische Fraktur,
▌ irreversible Gelenkzerstörung (Ankylose) durch Einbruch der Osteomyelitis in ein Gelenk,
▌ Beeinflussung einer noch offenen Epiphysenfuge mit folgender Wachstumsstörung.

Als seltene Komplikationen einer lange bestehenden chronischen Osteomyelitis gelten Fistelkarzinome (am häufigsten Plattenepithelkarzinome), Sarkome und Amyloidose mit Ausbildung einer sog. Amyloidniere.

▌ Differenzialdiagnose

Wichtige Differenzialdiagnosen sind maligne Knochentumoren und Stressfrakturen.

▌ Diagnostik

▌ **Labor.** Bei der laborchemischen Diagnostik der exogenen Osteomyelitis steht die Bestimmung von Entzündungsparametern, insbesondere CRP und BSG, im Vordergrund.

In der postoperativen Verlaufskontrolle der Osteomyelitis stellt der ausgeprägte postoperative Anstieg des CRP einen Nachteil dar, da ein postoperativ erhöhtes CRP einerseits Operationsfolge, andererseits Infektionsfolge sein kann. Zur Normalisierung des CRP kommt es bei komplikationslosem Heilungsverlauf erst nach der 3. Woche.

▌ **Röntgen.** Zur primären bildgebenden Diagnostik der exogenen Osteomyelitis dienen konventionelle Röntgenaufnahmen, die 3-Phasen-Skelettszintigraphie und insbesondere im Kindesalter die Sonographie.

Bei Verdacht auf einen Sequester sollte zusätzlich eine konventionelle Tomographie, bei klinischem Fistelnachweis eine Fistelfüllung durchgeführt werden. Die weiterführende bildgebende Diagnostik wird durch die MRT angeführt.

Radiologische Zeichen der akuten Osteomyelitis sind Aufhellungsherde im Metaphysenbereich, Abhebungen des Periosts, Randsklerose der Osteolysen (nach 4 Wochen) sowie ausgedehnte Knochenzerstörungen im weiteren Verlauf der Infektion. Typische Spätzeichen stellen Sequesterbildungen dar. Erste darstellbare Knochenveränderungen zeigen sich nativradiologisch nicht vor dem 8. bis 14. Tag nach Infektionsbeginn.

Die chronische Osteomyelitis zeichnet sich radiologisch durch ein Nebeneinander von Sklerosierungen, Destruktionen, Verdickung und unregelmäßiger Konturierung des Knochens aus. Bei fehlendem Sequesternachweis kann das konventionelle Röntgenbild keine Aussagen zur Aktivität einer chronischen Osteomyelitis machen.

Unspezifische Zeichen der Exazerbation einer chronischen Osteomyelitis können neu aufgetretene, unscharf begrenzte Osteolysen sowie periostale Reaktionen sein.

▌ **Szintigraphie.** Der szintigraphische Nachweis der akuten Osteomyelitis ist bereits 24–48 Stunden nach den ersten klinischen Symptomen möglich und gelingt damit deutlich früher als mit dem konventionellen Röntgenbild.

▌ **MRT.** Einen wesentlichen Fortschritt in der Frühdiagnostik der Osteomyelitis hat wiederum die Einführung der MRT gebracht. Die MRT ist in der Erfassung der Weichteilbeteiligung der Osteomyelitis der CT überlegen.

▌ Therapie

Die Therapie der Wahl der exogenen Osteomyelitis ist eine kombinierte operativ-antibiotische Behandlung, wobei meist ein mehrzeitiges operatives Vorgehen erforderlich wird. Bei der operativen Revision des Osteomyelitisherds liegt der Schlüssel für den Erfolg der Therapie in der radikalen Entfernung von Nekrosen und Sequestern. Metallimplantate sind möglichst zu entfernen und bei fortbestehender Instabilität durch einen Fixateur externe zu ersetzen. Ergänzend zur operativen Behandlung der Osteomyelitis erfolgt nach der Materialgewinnung zur Keimidentifizierung eine systemische antibiotische Therapie, wobei vor dem Erregernachweis zunächst mit einem Breitbandantibiotikum begonnen werden sollte. Primär empfiehlt sich die Gabe eines knochengängigen Cephalosporins der ersten oder zweiten Generation, ggf. kombiniert mit einem Aminoglykosid. Bei der Wahl der Antibiotika ist insbesondere auf eine gute Knochengängigkeit zu achten.

Die Dauer der hoch dosierten parenteralen Antibiotikatherapie sollte 4–6 Wochen betragen, gefolgt von einer oralen Sequenztherapie von erneut 4 bis maximal 6 Wochen Dauer bzw. bis zur Normalisierung der Entzündungsparameter.

▌ Prognose

Entscheidend ist die schnelle Diagnosestellung der exogenen Osteomyelitis noch im akuten Stadium. In 15–29% entwickelt sich aus einer zunächst akuten eine chronische posttraumatische Osteomyelitis.

▌ Literatur

Cierney G III, Mader JT (1989) Adult chronic osteomyelitis. In: D'Ambrosia RD, Marier RL (eds) Orthopaedic Infections. Slack Therefare, NJ, p 31–47

Cierney G III, Mader JT (1987) Approach to adult osteomyelitis. Orthop Rev 16:95–106

Weiland AJ, Phillips TW, Randolph MA (1984) Bone grafts: A radiologic and biochemical model comparing autografts, allografts and free vascularized bone grafts. Plst Reconstr Surg 74:68–73

Knocheninfektionen mit MRSA

D. P. KÖNIG

Nosokomiale Infektionen und multiresistente pathogene Keime belasten die Gesundheitssysteme weltweit mit hohen Kosten. Allein in den USA fielen 1990 Behandlungskosten in Höhe von 4 Milliarden US-Dollar an. Infektionen mit MRSA (multiresistente Staphylococcus-aureus-Stämme) verursachten 1995 in New York 500 Millionen US-Dollar Kosten (Osmon 2001). 1409 Todesfälle in New York wurden durch MRSA-Infektionen verursacht.

Resistenzentwicklungen auf Antibiotika sind seit deren Einführung bekannt. Bereits 1940 wurde eine Penicillinresistenz, 1960 eine Methicillinresistenz und seit dem Anfang der 90er Jahre sind multiresistente Keime (Staphylococcus aureus, S. epidermidis, Enterococcus und Enterobacter) beschrieben worden.

An den Medizinischen Einrichtungen der Universität zu Köln werden nosokomiale Infektionen systematisch erfasst. Im Zeitraum Januar bis Mitte September 2001 wurden 42 Erstisolate erfasst. Insgesamt wurden 882 Staphylococcus-aureus-Stämme mit einem MRSA-Anteil von 4,8% nachgewiesen. Überwiegend traten diese Infektionen in den Abteilungen Chirurgie und Innere Medizin, insbesondere in der Nephrologie, auf. Nach wie vor ist die Diagnosestellung ein Problem. Das Zeitintervall zwischen Aufnahme des Patienten und erstem MRSA-Nachweis betrug zwischen 1 und 54 Tagen:

1–3 Tage	36%
4–7 Tage	22%
8–14 Tage	11%
15–54	29%

Mittlerweile werden die Daten von bereits behandelten MRSA-Patienten der Medizinischen Einrichtungen der Universität zu Köln gesondert gespeichert, sodass bei Wiederaufnahme eines MRSA-Patienten, auch im Notdienst, alle Daten vorliegen.

Im orthopädisch-unfallchirurgischen Fachgebiet spielen methicillinresistenter Staphylococcus aureus, methicillinresistenter Staphylococcus epidermidis und mittlerweile auch vancomycinresistente Enterokokken eine Rolle.

Therapie

Die Therapie einer Osteomyelitis im Erwachsenenalter ist in der Regel operativ. Zunächst muss der Osteomyelitisherd saniert, der Sequester entfernt und ein mögliches Implantat entfernt werden. Begleitend und im Kindesalter, auch ohne eine operative Maßnahme, kommt die Antibiotikatherapie zum Tragen. Bei der Wahl des Antibiotikums ist zu beachten, dass neben der Methicillin- und Oxacillinresistenz oft eine Kreuzresistenz zu anderen Betalactam-Antibiotika (inkl. Cefazolin) sowie zu anderen gegen Staphylokokken wirksamen Antibiotika wie z. B. Cotrimoxazol, Clindamycin und Fluorquinolon besteht. Sinnvoll ist zunächst der Therapieversuch mit einer Kombination aus Gentamicin (low-dose 1 mg/kg alle 12 Std.) und Vancomycin sowie Rifampicin. Rifampicin allein führt zu einer schnellen Resistenzentwicklung, ermöglicht aber in o. g. Kombination als „slimebuster" eine Effektivität insbesondere bei Implantatinfektionen. Aspinall et al. berichteten 1995 über eine erfolgreiche Behandlung einer therapierefraktären Spondylodiszitis mit dieser Medikamentenkombination. In einer tierexperimentellen Studie konnten Henry et al. 1987 die Überlegenheit einer Kombinationstherapie von Ciprofloxacin und Vancomycin im Vergleich zu einer Monotherapie der einzelnen Antibiotika in der Behandlung einer MRSA-Osteomyelitis im Tiermodel aufzeigen. Teicoplanin wird unterschiedlich erfolgreich in der MRSA-Behandlung eingesetzt. Therapieversager sind eher bei niedrigen Dosierungen von 6 mg/kg KG zu finden (Bantar et al. 1999). Höhere Eradikationsraten (72–92%) werden bei Dosierungen von 15 mg/kg KG angegeben. Erfolgreich kann Teicoplanin, als Lokaltherapeutikum eingebettet in einem Kollagenlyophilisat (Targobone), zur Auffüllung von Knochendefekten nach Osteomyelitis eingesetzt werden (Fallbeispiel 2). Lokaltherapien werden auch mit anderen Antibiotika durchgeführt. Hamanishi et al. (1996) verwenden einen Tetracalciumphosphatapatit-(TTCP-DCPD-) Zement, der Vancomycin prolongiert abgibt.

Saito et al. (2002) behandelten erfolgreich fünf Patienten mit chronischer Osteomyelitis, die Vancomycin eingebettet in einem porösen Hydoxylapatitknochenzement erhielten. Im tierexperimentellen Osteomyelitismodell wurden von Kanellakoupoulou et al. (2000) die Effektivität eines biodegradierbaren Polylactidsystems, das das Fluoroquinolone Pefloxacin enthält, beschrieben.

Neue Antibiotika wie Linezolid (Prokop et al. 2002) sowie Quinupristin und Dalfopristin zeigen eine gute Wirksamkeit gegen MRSA. Der Vorteil von Linezolid gegenüber Vancomycin ist die Möglichkeit der oralen Verabreichung. Nachteilig sind die zurzeit noch hohen Kosten dieses Medikaments.

▌ Therapieausblick und Prävention

Um eine weitere Ausbreitung der Infektionen mit MRSA zu verhindern, ist das Einhalten strengster Hygienerichtlinien entscheidend. Hilfreich für das Personal ist ein Aufklärungsbogen, der über die notwendigen Verhaltensrichtlinien informiert ohne zu ängstigen. Therapeutisch ist eine Dekolonisation mit Mupirocin anzustreben. Einen interessanten Ansatz zur Prävention bietet die im Tierversuch erfolgreiche DNA-Vakzination mit einer mecA-Sequenz (Ohwada et al. 1999).

▌ **Fallbeispiel 1.** Eine 56-jährige Patientin stellt sich mit einer rechtsseitigen Knie-TEP-Lockerung vor (Abb. 4.7 a). Die Endoprothese wird ausgebaut und bei Verdacht auf septische Lockerung ein Palacos-Spacer eingebracht. Die mikrobiologische Untersuchung des eingesandten Gewebes ergibt den Nachweis von Staphylococcus epidermidis. Es folgt eine Antibiotikatherapie mit Rifampicin und Ciprofloxacin. Nach 3 Monaten wird eine achsgeführte Knieendoprothese implantiert. Fünf Monate nach der Reimplantation stellt sich die Patientin mit persistierenden Schmerzen und radiologischem Lockerungsnachweis vor. ·Die Endoprothese wird ausgebaut. Es gelingt der Nachweis eines MRSE-Stamms. Daraufhin wird eine Vancomycintherapie eingeleitet. Die Patientin reagiert mit einer ausgeprägten allergischen Reaktion, sodass auf Linezolid gewechselt wird. Vier Monate später wird eine Arthrodese des Kniegelenks durchgeführt (Abb. 4.7 b). Eineinhalb Jahre nach der Arthodese finden sich keine Infektzeichen.

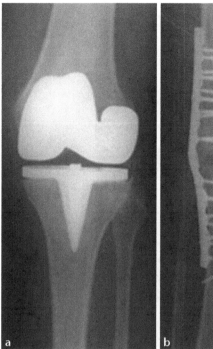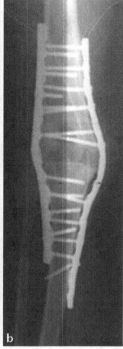

Abb. 4.7. Knieendoprothese rechts einer 56-jährigen Frau. **a** Septische Knie-TEP-Lockerung. **b** Arthrodese.

▌ **Fallbeispiel 2.** Ein 47-jähriger Patient unterzieht sich einer dreimaligen Arthroskopie und Meniskusteilresektion. Bei medialer Gonarthrose wird eine Tibiakopfumstellungsosteotomie durchgeführt. Postoperativ kommt es zur Infektion. Nach mehrfachen Revisionsversuchen inklusive Versorgung mit Fixateur externe stellt sich der Patient mit einer persistierenden Fistelbildung auf dem Boden einer Osteomyelitis vor. Vorhandene PMMA-Ketten werden entfernt, der Herd wird debridiert und eine neue Kette wird eingebracht (Abb. 4.8). Die mikrobiologische Untersuchung des gewonnenen Gewebes ergibt den Nachweis eines MRSE-Stamms. Daraufhin werden die Ketten entfernt und eine Spongiosaplastik in Kombination mit Targobone wird durchgeführt. Dies führt zur Ausheilung der Infektion. Der Knochendefekt heilt nahezu komplett aus. Aufgrund anhaltender medialer Kniegelenkschmerzen bei medialer Gonarthrose erhält der Patient eine minimal-invasiv implantierte Schlittenprothese.

▌ **Fallbeispiel 3.** Ein 8-jähriger arabischer Patient stürzt aus der dritten Etage. Er erleidet dabei u.a eine komplette Paraplegie bei Fraktur Th5/6. Nach operativer Versorgung mittels Fixateur interne in Saudi-Arabien stellt sich der Patient mit einer seit 9 Monaten bestehenden Fis-

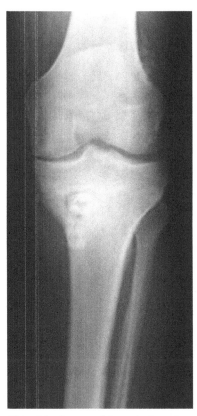

Abb. 4.8. Osteomyelitis nach Umstellungsosteotomie bei einem 47-jährigen Mann. Sanierung des Herds.

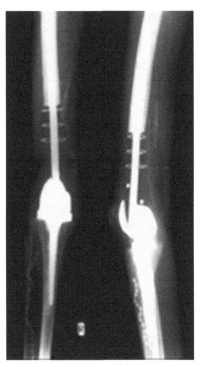

Abb. 4.9. Entfernung eines Riesenzelltumors Grad II bei einem 57-jährigen Mann. Implantation einer Tumor-TEP. Wegen Wundheilungsstörung wird eine Kette eingebracht.

tel im BWS-Bereich vor. Es gelingt der Nachweis von MRSA. Bei Frakturkonsolidierung wird das Implantat ausgebaut, Targobone an die Wirbelsäule angelegt und die Fistel saniert. Der Patient ist 14 Monate postoperativ infektfrei.

▌ **Fall 4.** Bei einem 53-jährigen Patienten wird die Diagnose eines kniegelenknahen Riesenzelltumors Grad I–II gestellt. Zunächst erfolgen die subtotale Tumorausräumung und die Sicherung mittels Verbundosteosynthese. Bei einem Tumorrezidiv wird eine komplette Tumorresektion durchgeführt. Eine Tumorendoprothese wird implantiert. 14 Tage postoperativ kommt es zum Bypassverschluss bei AVK. Der Patient entwickelt ein Kompartmentsyndrom, das chirurgisch entlastet wird. Postoperativ entsteht eine Wundheilungsstörung. Septopalketten werden eingebracht (Abb. 4.9). Es entwickelt sich eine Fistel, aus der MRSA nachgewiesen wird. Unter chirurgischer Wundbehandlung und antibiotischer Therapie mit Rifampicin und Tetracyclin gelingt es, die Infektion auszuheilen.

▌ Literatur

Aspinall SL, Friedland DM, Yu VL, Rihs JD, Muder RR (1995) Recurrent methicillin-resistant Staphylococcus aureus osteomyelitis: Combination antibiotic therapy with evaluation by serum bactericidal titers. Ann Pharmacother 29(7–8):694–697

Bantar C, Durlach R, Nicola F, Freuler C, Bonvehi P, Vazquez R, Smayevsky J (1999) Efficacy and pharmacodynamics of teicoplanin given daily during the first 3 days and then alternate days for methicillin-resistant Staphylococcus aureus infections. J Antimicrob Chemother 43(5):737–740

Hamanishi C, Kitamato K, Tanak S, Otsuka M, Doi Y, Kitahashi T (1996) A self-setting TTCP-DCPD apatite cement for release of vancomycin. J Biomed Mater Res 33(3):139–143

Henry NK, Rouse MS, Whitesell AL, McConnell ME, Wilson WR (1987) Treatment of methicillin-resistant Staphylococcus aureus experimental osteomyelitis with ciprofloxacin or vancomycin alone or in combination with rifampicin. Am J Med 82(4a):73–75

Kanellakoupoulou K, Galanakis N, Giamarellos-Bourboulis EJ, Rifiotis C, Papakostas K, Andreopoulos A, Dounis E, Karagianakos P, Giamerellou H (2000) Treatment of experimental osteomyelitis caused by methicillin-resistant Staphylococcus aureus with a biodegradable system of lactid acid polymer releasing pefloxacin. J Antimicrob Chemother 46:311–314

König DP, Randerath O, Hackenbroch MH (1999) Nosocomial methicillin-resistant Staphylococcus aureus

(MRSA) and epidermidis (MRSE) infections in orthopaedic surgery. Importance, prophylaxis and therapy. Unfallchirurg 102:324–328

Ohwada A, Sekiya M, Hanaki H, Arai KK, Nagaoka I, Hori S, Tominaga S, Hiramatsu K, Fuckuchi Y (1999) DNA vaccination by mecA sequence evokes an antibacterial immune response against methicillin-resistant Staphylococcus aureus. J Antimicrob Chemother 44:767–774

Osmon DR (2001) Antimicrobial resistance: Guidelines for the practicing orthopaedic surgeon. JBJS 83-A: 12/1891–1901

Prokop A, Isenberg J, Seifert H, Wenchel HM, Rehm KE (2002) Linezolid – a new antibiotic for treatment of methicillin resistant Staphylococcus aureus infections in trauma surgery. Unfallchirurg 105(3):759–760

Nosokomiale Statistik der Medizinischen Einrichtungen der Universität zu Köln. Krankenhaushygiene 2001

Saito T, Takeuchi R, Hirakawa K, Nagat N, Yoshida T, Koshino T, Okuda K, Takema M, Hori T (2002) Slow-releasing potential of vancomycin-loaded porous hydroxyapatite blocks implanted into MRSA osteomyelitis. J Biomed Mater Res 63(3):245–251

Tuberkulöse Spondylitis

K. M. Peters

Definition

Osteomyelitis eines Wirbelkörpers durch spezifische Erreger, in erster Linie durch Mycobacterium tuberculosis.

Inzidenz

Die Spondylitis tuberculosa ist in der Bundesrepublik Deutschland sowie in anderen entwickelten Ländern selten geworden. 1982 fanden sich 2,4 Neuerkrankungen auf 1 Mio. Einwohner (Lukas 1985).

Alters- und Geschlechtsverteilung

Der Erkrankungsgipfel der Spondylitis tuberculosa liegt in Deutschland heute zwischen 55 und 70 Jahren. Es wird ein leichtes Überwiegen des männlichen Geschlechtes bei den Erkrankten gefunden. In Entwicklungsländern sowie bei gleichzeitiger HIV-Infektion liegt der Erkrankungsgipfel deutlich niedriger (Peters 2004).

Pathogenese

Es lässt sich bei der Tuberkulose eine hämatogene Frühstreuung unmittelbar im Anschluss an die Primärinfektion von einer Spätstreuung nach mehrjährigem symptomfreien Intervall unterscheiden. Die Frühstreuung tritt insbesondere bei einer reduzierten Infektabwehr und einem ausgeprägten Primärkomplex auf. Der Prozess der Spätstreuung wird durch konsumierende Erkrankungen wie z. B. Neoplasien, Alkoholismus oder die Behandlung mit Immundepressiva begünstigt.

Die Spondylitis tuberculosa breitet sich von den vorderen Kantenabschnitten der Wirbelkörper entlang der Bandscheibe aus. Dadurch kommt es zu einer nahezu spiegelbildlichen Destruktion des Knochengewebes oberhalb und unterhalb der Bandscheibe. Bei einer raschen Einschmelzung entsteht das typische Bild eines Gibbus.

Lokalisation

Bevorzugt sind die kaudale Brustwirbelsäule sowie die Lendenwirbelsäule betroffen (Abb. 4.10 a u. b).

Klinisches Bild

Ein wichtiges, wenn auch unspezifisches klinisches Zeichen der Spondylitis tuberculosa ist die Bewegungsbehinderung der Wirbelsäule mit Steifhaltung und starker Muskelspannung. Wie bei der unspezifischen Spondylodiszitis besteht auch bei der Spondylitis tuberculosa ein umschriebener starker Klopfschmerz sowie ein Stauchungs- und Erschütterungsschmerz der Wirbelsäule. Die sog. Pott-Trias mit Psoasabszess, Wirbelkörperzerstörung mit Gibbusbildung und Paraplegie wird heute in Deutschland kaum noch beobachtet (Peters 2004).

Differenzialdiagnose

Die Differenzialdiagnosen der Spondylitis tuberculosa entsprechen denen der unspezifischen Spondylodiszitis.

Diagnostik

Labor. Im Gegensatz zur unspezifischen Spondylodiszitis liegt bei der Spondylitis tuberculosa laborchemisch nur eine geringe entzündliche Aktivität vor. Die BSG ist nur mäßig erhöht, eine Leukozytose wird nur selten gefunden, dafür häufig eine Lymphozytose.

Röntgen. Am Anfang der bildgebenden Diagnostik bei Verdacht auf Spondylitis tuberculosa steht das Nativröntgenbild in zwei Ebenen. Ist die Diagnose einer Spondylitis tuberculosa gestellt, sollten Röntgenaufnahmen der Thoraxorgane zum Ausschluss einer gleichzeitig bestehenden aktiven Lungentuberkulose bzw. zur

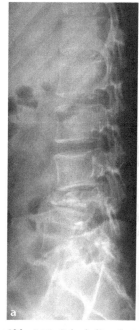
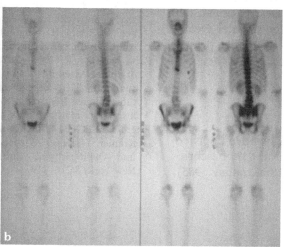

Abb. 4.10. Tuberkulöse Spondylitis LWK 4 bei einem 30-jährigen HIV-positiven Patienten. **a** Röntgenbild der LWS seitlich. **b** In der Skelettszintigraphie keine vermehrte Anreicherung, ein typischer Befund aufgrund der nur geringen entzündlichen Aktivität der tuberkulösen Spondylitis.

Identifizierung von Residuen einer durchgemachten spezifischen Lungen- und Pleuraerkrankung sowie eine Abdomenübersichtsaufnahme zum Ausschluss eines Senkungsabszesses im Psoasbereich bzw. zum Nachweis von verkalkten Mesenteriallymphknoten durchgeführt werden (Abb. 4.11) (Peters 2004).

▌ **MRT.** Die MRT ist auch bei der Spondylitis tuberculosa die Methode der Wahl zur Frühdiagnostik. Der Nachweis gelingt bereits 3–6 Wochen nach Infektion. Eine Differenzierung zwischen unspezifischer und tuberkulöser Spondylodiszitis ist mittels MRT nicht sicher möglich.

▌ **Therapie**

▌ **Konservative Therapie.** Im Mittelpunkt der konservativen Therapie steht die kausale Behandlung der Tuberkulose mit Tuberkulostatika. Es ist eine konsequente Ruhigstellung des betroffenen Wirbelsäulenabschnitts erforderlich (individuell angefertigte Gips- oder Kunststoffliegeschale). Die Immobilisationsdauer richtet sich nach dem Ausmaß der Destruktion und nach der Lokalisation des Herdes.

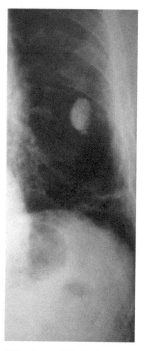

Abb. 4.11. Tuberkulom linkes Lungenunterfeld als Hinweis auf eine durchgemachte Lungentuberkulose. Möglicher Fokus für eine Spätstreuung.

▌ **Operative Therapie.** Eindeutige Indikationen zur operativen Therapie einer tuberkulösen Spondylitis stellen wie auch bei der unspezifischen Spondylodiszitis progrediente neurologische Ausfallerscheinungen, intraspinale Raumforderungen, fortgeschrittene Destruktionen der Wirbelkörper mit zunehmender spinaler Deformität $\geq 30°$ sowie das Fehlschlagen einer primär konservativen Behandlung über 6–8 Wochen dar.

▌ **Prognose**

Nach konservativer Behandlung werden knöcherne Fusionsraten zwischen 73 und 83% beschrieben (Krödel u. Stürz 1989, Parthasarathay 1985).

▌ **Literatur**

Krödel A, Stürz H (1989) Differenzierte operative und konservative Therapie der Spondylitis und Spondylodiszitis. Z Orthop 127:587–596

Lukas W (1985) Spondylitis tuberculosa – Epidemyologische Entwicklung in der Bundesrepublik. In: Weber W, Rettig H, Jungbluth H. Knochen- und Gelenktuberkulose. Perimed, Erlangen

Parthasarathay R (1985) Madras study of tuberculosis of spine. Assessment and follow-up. In: Shanmugasundaram TK: Current concepts in bone and joint tuberculosis. International Bone and Joint Tuberculosis Club. Madras, India pp 10–12

Peters KM (2004) Infektionen der Wirbelsäule. In: Krämer J (Hrsg) Wirbelsäule Thorax. Orthopädie und Orthopädische Chirurgie. Thieme, Stuttgart New York, S 214–219

Unspezifische Spondylodiszitis

K. M. PETERS

Definition

Infektion der Wirbelsäule durch unspezifische Erreger, die primär im Bandscheibenraum beginnt und dann sekundär auf die Grund- und Deckplatten der benachbarten Wirbelkörper übergreift.

Die Begriffe Spondylitis und Spondylodiszitis werden häufig synonym verwendet, da im Regelfall bei Diagnosestellung bereits eine entzündliche Destruktion von Wirbelkörpern und Bandscheibenraum vorliegt (Abb. 4.12).

Inzidenz

Da keine Meldepflicht besteht, sind die Angaben über die Häufigkeit der unspezifischen Spondylodiszitis ungenau. Es ist von einer Erkrankungshäufigkeit von 1:250 000 Einwohnern auszugehen (Digby u. Kersley 1979). Der Anteil der Spondylodiszitis an der Gesamtgruppe pyogener Knochenerkrankungen beträgt 3–4% (Eysel u. Peters 1997).

Altersverteilung

Das bevorzugte Erkrankungsalter der unspezifischen Spondylodiszitis liegt zwischen 50 und 60 Jahren. In 10% der Fälle sind die Patienten jünger als 30 Jahre (Peters 2004).

Pathogenese

Von zentraler Bedeutung für die Infektionsausbreitung sind die spinalen Venenplexus, die zahlreiche Verbindungen zu den segmentalen Venen und zum portalen System haben. Wegen dieser Anastomosen und dem Fehlen von Klappen im System der spinalen Venenplexus ist eine Strömungsumkehr mit retrogradem Blutdurchfluss möglich. Dies kann eine metastatische Infektion in einem generalisierten hämatogenen Entzündungsprozess begünstigen.

Die fortschreitende Entzündung ist durch eine ausgedehnte Knochendestruktion mit Ausbil-

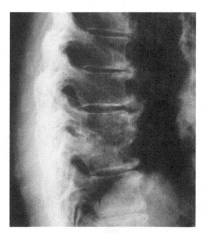

Abb. 4.12. 72-jährige Patientin mit Spondylodiszitis BWK 9/10. Röntgenbild der BWS seitlich. Grundplatte von BWK 9 und Deckplatte von BWK 10 nicht mehr abgrenzbar.

dung von osteolytischen Herden gekennzeichnet. Die unspezifische Spondylodiszitis wird in der Mehrzahl der Fälle durch wirbelkörperferne bakterielle Infekte vor allem im Bereich des Bauchraums, des Beckens und des Urogenitaltrakts (septische Aborte, postportale Infektionen, Pyeloephritiden etc.) ausgelöst.

Risikofaktoren für die Entstehung einer unspezifischen Spondylodiszitis sind Immunsuppression, Multimorbidität, Diabetes mellitus, Alkoholismus, Drogenabhängigkeit, Mangel- oder Fehlernährung.

Erregerspektrum

Der häufigste Erreger der unspezifischen Spondylodiszitis ist Staphylococcus aureus (30–40%), gefolgt von Streptokokken, Pneumokokken, E. coli, Haemophilus influenzae, Clostridium perfringens und Proteus mirabilis. Deutlich ansteigend ist der Anteil an MRSA-Infektionen auch bei der Spondylodiszitis (Abb. 4.13). Mykotische Infektionen sind seltener und entstehen überwiegend durch Candida albicans, Aspergillus fumigatus, Asperpillus flavus und Cryptococcus neoformans.

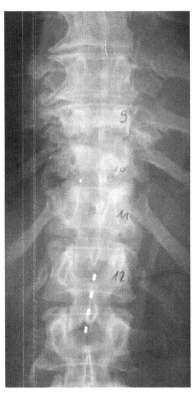

Abb. 4.13. 60-jährige multimorbide Patientin mit MRSA-Spondylodiszitis BWK 9/10. Klinisch rasch progrediente Paraplegie. BWS a.-p. Deutliche Destruktion von BWK 9 und 10.

▌ Lokalisation

Die Entzündungsherde sind bevorzugt in der LWS und der unteren BWS lokalisiert. Die HWS ist in weniger als 5% betroffen. In 10–20% sind zwei bis mehrere in der Regel benachbarte Bewegungssegmente gleichzeitig befallen (Mehretagen-Spondylodiszitis) (Eysel u. Peters 1997).

▌ Klinisches Bild

Im Vordergrund der schleichend progredienten Verlaufsform der Spondylodiszitis bestehen belastungsabhängige Rückenschmerzen, die im Gegensatz zu degenerativ bedingten Wirbelsäulenerkrankungen auch nachts und in Ruhe auftreten. Weitere Symptome sind subfebrile bis febrile Temperaturen, Müdigkeit und Gewichtsabverlust. In 30–40% finden sich radikuläre oder pseudoradikuläre Symptome (dermatomprojizierte Schmerzen, positives Lasègue-Zeichen, positives Femuralisdehnungszeichen bei LWS-Befall). Es besteht ein ausgeprägter lokaler Klopfschmerz der Wirbelsäule bei nur geringem Druckschmerz. Weitere typische Untersuchungsbefunde sind ein Stauchungsschmerz der Wirbelsäule, ein Fersenfallschmerz, eine Schon- oder Steifhaltung der Wirbelsäule und ein positives Pseudogower-Zeichen (Patient kann sich beim nach vorn Überneigen nur mit Mühe und mit Abstützen der Hände auf den Oberschenkeln wieder aufrichten).

In 13–26% zeigt die Spondylodiszitis einen hoch akuten Verlauf mit septischem Krankheitsgeschehen (Schüttelfrost, steiler Temperaturanstieg, rasch progrediente Lähmungserscheinungen bis zur Ausbildung einer inkompletten oder kompletten Para- oder Tetraplegie). Bei intraspinaler Abszessbildung kann es neben direkt druckbedingten neurologischen Ausfallerscheinungen auch zu einer meningitischen Reizung kommen. Möglich sind ebenfalls Symptome von Seiten benachbarter Organe, wie Schluckstörungen bei retropharyngealem Abszess oder die Entwicklung eines paralytischen Ileus bei retroperitonealer Abszedierung (Peters 2004).

▌ Differenzialdiagnose

In den frühen Stadien der Spondylodiszitis ist nativradiologisch eine sichere Unterscheidung von degenerativen Wirbelsäulenveränderungen nicht möglich. In fortgeschrittenen Stadien der Spondylodiszitis mit hochgradigen Wirbelkörperdestruktionen sind tumorbedingte Destruktionen und pathologische Frakturen wichtige Differenzialdiagnosen. Im Gegensatz zur Spondylodiszitis sind sowohl primäre als auch sekundäre Tumoren der Wirbelsäule in der Regel auf die Wirbelkörper selbst beschränkt und betreffen nicht den Zwischenwirbelraum mit den Deck- und Grundplatten. Sie beginnen häufig nicht zentral, sondern lateral und pedikelbetont.

Im Gegensatz zur Spondylodiszitis sind bei der Spondylitis ankylosans in der Regel mehrere Segmente befallen.

Weitere mögliche Differenzialdiagnosen sind akuter Morbus Scheuermann, destruktive Spondylarthropathie, Spondylosclerosis hemispherica.

▌ Diagnostik

▌ **Labor.** Bei der schleichend progredienten Verlaufsform der unspezifischen Spondylodiszitis sind die Entzündungsparameter häufig nur mäßiggradig erhöht. Eine Leukozytose ist nicht obligat. Die septische Verlaufsform hingegen weist eine massive Erhöhung der Entzündungsparameter auf: Sturzsenkung, massive Erhöhung der Akute-Phase-Proteine, Leukozytose mit Linksverschiebung, Thrombozytose.

▮ **Röntgen.** Nativradiologisch lassen sich vier Stadien der Spondylodiszitis unterscheiden (Eysel u. Peters 1997):

▪ Stadium I: Erniedrigung des Intervertebralraums.
▪ Stadium II: Erosion der angrenzenden Wirbelkörperdeck- und -grundplatten.
▪ Stadium III: in der Regel kyphotische Deformierung der Wirbelsäule, ggf. zusätzlich skoliotische Deformität.
▪ Stadium IV: knöcherne Fusion des entzündeten Wirbelsäulenbereichs, meist in kyphotischer Fehlstellung.

Die Sensitivität des Nativröntgenbilds liegt bei 82%, die Spezifität bei 57%.

▮ **MRT.** Die MRT ist gerade in der Frühdiagnostik der Spondylodiszitis unverzichtbar. Die Sensitivität der MRT liegt bei der Spondylodiszitis bei 96%, die Spezifität bei 92%. Mittels MRT können sowohl intraspinale als auch paravertebrale Entzündungsausbreitungen aufgedeckt werden.

▮ **CT, Szintigraphie.** Die Computertomographie hat ebenso wie die Szintigraphie in der Diagnostik der Spondylodiszitis seit Einführung der MRT an Bedeutung verloren. Einen wichtigen Platz in der Diagnostik der Spondylodiszitis nimmt hingegen die CT-gesteuerte Punktion ein. In 27–65% gelingt dadurch ein Erregernachweis, in 55–89% eine histologische Sicherung der Diagnose. Neben der rein diagnostischen Punktion ist es möglich, CT-gesteuert einen Abszess zu punktieren und eine perkutane Drainage einzulegen.

▮ **Therapie**

In der Behandlung der unspezifischen Spondylodiszitis konkurrieren operative und konservative Therapieverfahren miteinander. Es sollte initial stets ein Keimnachweis durch die Abnahme von Blutkulturen oder durch eine CT-gesteuerte Herdpunktion angestrebt werden (Peters 2004).

▮ **Konservative Therapie.** Die konservative Behandlung einer Spondylodiszitis erfolgt vor allem in frühen Stadien ohne große knöcherne Destruktionen und ohne das Vorliegen neurologischer Ausfälle. Sie besteht in einer konsequenten Ruhigstellung des betroffenen Wirbelsäulenabschnitts sowie einer meist mehrmonatigen antibiotischen Behandlung. Unter Berücksichtigung des auslösenden Keimspektrums hat sich die Gabe eines Cephalosporins der zweiten oder dritten Generation in Kombination mit einem Aminoglykosid bewährt.

Beim Vorliegen von prävertebralen Abszessen oder Senkungsabszessen ist es möglich, die konservative Therapie durch eine perkutane, CT-gesteuert eingebrachte Abszessdrainage als minimal-invasives Verfahren zu ergänzen. Die Abszessdrainage bleibt in der Regel über eine Woche im Herd liegen.

▮ **Operative Therapie.** Eindeutige Indikationen zur operativen Behandlung einer Spondylodiszitis stellen rasch progrediente neurologische Ausfallserscheinungen, intraspinale Raumforderungen und fortgeschrittene Destruktionen der Wirbelkörper mit höhergradigem knöchernen Substanzverlust und kyphotischer Angulation dar. Ebenso sollten diagnostisch unklare Fälle mit fortbestehendem Tumorverdacht einer operativen Behandlung zugeführt werden (Peters 2004). Kommt es unter konservativer Behandlung zu einer Zunahme der knöchernen Destruktion bzw. zum Ausbleiben einer knöchernen Fusion nach Ablauf von 3 Monaten, ist eine Indikation für eine sekundäre operative Stabilisierung gegeben.

Die operative Behandlungstrategie der Spondylodiszitis besteht in einem ventralen Débridement des Herds mit Knochenspanimplantation und ein- oder zweizeitig vorgenommener dorsaler Instrumentation.

▮ **Prognose**

Chronische Verläufe vergleichbar mit der chronischen Osteomyelitis der langen Röhrenknochen sind bei unspezifischer Spondylodiszitis nicht anzutreffen. Der Vergleich der Ergebnisse nach operativer und konservativer Spondylodiszitisbehandlung zeigt, dass die Immobilisations- und Hospitalisationsphase der operierten Patienten deutlich geringer ist, was sich auch an einer schnelleren knöchernen Fusionierung der betroffenen Segmentbereiche dokumentieren lässt. Darüber hinaus sind die Fusionsraten nach operativer Therapie höher (66–100%).

▌ Literatur

Eysel P, Peters KM (1997) Spondylodiszitis. In: Peters KM, Klosterhalfen B: Bakterielle Infektionen der Knochen und Gelenke. Enke, Stuttgart, S 52–68

Digby JM, Kersley MP (1979) Pyogenic non-tuberculous spinal infection. J Bone Joint Surg (Br) 61:47–55

Modic MT, Feiglin HD, Piraino DW, Boumphrey F, Weinstein MA, Duchesneau PM, Rehm S (1985) Vertebral osteomyelitis: Assessment using MR. Radiology 157:157–166

Peters KM (2004) Infektionen der Wirbelsäule. In: Krämer J (Hrsg) Wirbelsäule, Thorax. Orthopädie und Orthopädische Chirurgie. Thieme, Stuttgart New York, S 205–214

Operative Prinzipien in der Behandlung der Spondylodiszitis

K.-St. Delank, P. Eysel

Die bakterielle Entzündung der Wirbelsäule stellt eine schwerwiegende Komplikation einer hämatogenen Septikämie oder die Folge einer iatrogenen Infektion nach verschiedenen Eingriffen an der Wirbelsäule dar. Ausgangspunkt der hämatogen verursachten Spondylodiszitis ist in aller Regel die Grund- oder Deckplatte eines Wirbelkörpers. Von dort greift die Entzündung auf das bradytrophe Gewebe der Bandscheiben über und befällt im weiteren Verlauf entweder den angrenzenden Wirbelkörper oder führt zu einer entzündlichen Raumforderung in den paravertebralen Weichteilen oder zu einem intraspinalen Abszess. Infolge der noch bestehenden Gefäßversorgung der Bandscheibe kann es dagegen bei Kindern zu einer primären, ebenfalls hämatogen verursachten Diszitis kommen. Diese Sonderform ist eine Indikation für eine konservative Therapie. Die Entzündung befällt die ventralen Abschnitte der Wirbelsäule, sodass bei einer voranschreitenden Schwächung der lasttragenden knöchernen oder diskogenen Strukturen eine typische kyphotische Deformität entwickelt. Zusätzlich können auch Veränderungen im frontalen Profil der Wirbelsäule hervorgerufen werden. Die Spondylodiszitis tritt mit einem Anteil von 2–4% an allen Osteomyelitiden selten auf, jedoch kann es bei einer zu spät eingeleiteten oder unzureichenden Therapie zu erheblichen Deformitäten, mit daraus resultierenden Funktionsstörungen der Wirbelsäule kommen. Starke kyphotische Deformationen und eine intraspinale Ausbreitung der Entzündung können darüber hinaus zu schwerwiegenden neurologischen Störungen führen.

Pathogenese

Die tuberkulöse Spondylitis als Ursache der sog. Pott-Trias (Abszess, Lähmung der unteren Extremitäten, Gibbus) war über eine lange Zeit die häufigste Ursache der entzündlichen Veränderungen an der Wirbelsäule. In der jüngeren Vergangenheit ist dagegen eine zunehmende Rate unspezifischer Entzündungen als Hauptursache bekannt (Dufek et al. 1987). Grundsätzlich ist durch jede pyogene Lokal- oder Allgemeininfektion die Ausbildung einer hämatogenen Spondylodiszitis möglich. Ein mikrobiologischer Keimnachweis gelingt am leichtesten bei akuten Verläufen, die Literaturangaben schwanken zwischen 40 und 80% der Fälle. Am häufigsten wird Staphylococcus aureus nachgewiesen. In sinkender Frequenz werden als Erreger Staphylococcus epidermidis, E. coli sowie Proteus gefunden, als Raritäten sind Infektionen durch Pilze oder auch Echinokokken anzusehen.

Die Häufigkeit der Spondylodiszitis nach Bandscheibenoperationen wird in der Literatur mit durchschnittlich etwa 1% (0,2–3%) angegeben. Weitere Risikofaktoren für die Erkrankung stellen ein Diabetes mellitus, chronischer Alkoholabusus sowie eine langfristige Korticosteroidtherapie dar.

Die Spondylodiszitis ist am häufigsten in den Abschnitten der thorakolumbalen Wirbelsäule anzutreffen, an der Halswirbelsäule tritt sie in weniger als 5% der Fälle auf. In einer Häufigkeit von 10–20% ist mit einer Ausweitung auf mehrere Segmente zu rechnen. Eine epidurale Abszedierung ist lumbal in 24%, thorakal in 33% und zervikal in 90% zu finden (Hadjipavlou et al. 2000).

Klinisches Bild

Die klinische Symptomatik der Spondylodiszitis ist insbesondere in der Frühphase uncharakteristisch. Allgemeine Symptome in Form von subfebrilen Temperaturen, Müdigkeit, Nachtschweiß und unspezifischen Rückenschmerzen stehen zunächst im Vordergrund. Erst bei einem progredienten Verlauf kommt es dann zu belastungsabhängigen Schmerzen, typischerweise mit einem Erschütterungsschmerz der Wirbelsäule und, bei Beteiligung nervaler Strukturen, zu einer radikulären oder pseudoradikulären Symptomatik. Laborchemisch können die Entzündungszeichen (C-reaktives Protein, BSG, Leukozyten) in Abhängigkeit von der Aktivität der Entzündung, erhöht sein. Als unspezifische Parameter sind sie im Wesentlichen für die Verlaufbeobachtung der Spondylodiszitis von Bedeutung. Infolge der zu Beginn oft geringen Symptomatik kommt es nicht selten zu einer verzögerten Diagnosestellung. Durchschnittlich ist mit einem Intervall von 6 Monaten zwischen ersten Krankheitssymptomen und Diagnosestellung zu rechnen.

Die unbehandelte Entzündung der Wirbelsäule verläuft mit einer zunehmenden Destruktion des Bewegungssegments, die sich typischerweise im nativen Röntgenbild widerspiegelt. Es lassen sich vier verschiedene Stadien (Abb. 4.14a–d) der Erkrankung abgrenzen (Eysel u. Peters 1997). Durch die Entzündung und dem damit verbundenen Spannungsverlust im Bereich der Bandscheibe kommt es im Stadium I zu einer Erniedrigung der Intervertebralraumhöhe, die bereits im Nativröntgenbild auffällt. Eine zunehmende knöcherne Destruktion, die zunächst als Konturunregelmäßigkeit der Grund- und Deckplatten, später als ausgedehntere Osteolyse erkennbar ist, charakterisiert das Stadium II. Der weitere Substanzverlust der Wirbelkörper führt dann, bei unverändert einwirkender Belastung, zu einem Verlust der Tragfähigkeit mit Ausbildung einer segmentalen Kyphose (Stadium III). Am Ende des natürlichen Krankheitsverlaufs steht die Ankylosierung in einer mehr oder weniger ausgeprägten Kyphose mit knöchernen Abstützungsreaktionen (Stadium IV) bei einer meist „ausgebrannten" Entzündung.

▌ Diagnostik

▌ **MRT.** Für die frühzeitige Diagnosesicherung steht heute als Goldstandard die MRT (Sensitivität 96%/Spezifität 92%) zur Verfügung. Der entzündungsbedingte Anstieg der extrazellulären Flüssigkeit führt zu einer Signalminderung in den T1-gewichteten und zu einem Signalanstieg in den T2-gewichteten Aufnahmen. Kontrastmittelverstärkte Aufnahmen sind insbesondere zum Nachweis epiduraler Abszesse hilfreich. Die wichtigste Differenzialdiagnose der Spondylodiszitis, die erosive Osteochondrose, zeigt in den T2-gewichteten Aufnahmen typischerweise keine Signalanhebung.

▌ **Szintigraphie.** Die Knochenszintigraphie hat aufgrund der schlechten Spezifität von 78% nur zur Aufdeckung eines multilokulären Befalls Bedeutung.

▌ **CT.** Eine Indikation für die Computertomographie besteht, wenn eine präzise präoperative Darstellung der knöchernen Destruktionen notwendig ist. Falls keine operative Therapie angestrebt wird, muss der Versuch einer Keimisolierung für die Bestimmung eines Resistogramms erfolgen. Mit Hilfe der CT-gesteuerten Punktion gelingt der mikrobiologische Nachweis nur in 27–65% der Fälle. Zumindest die histologische Diagnosesicherung ist etwas häufiger, d.h. in 55–89% möglich. Die daraus resultierende Problematik einer nicht zielgerichteten antibioti-

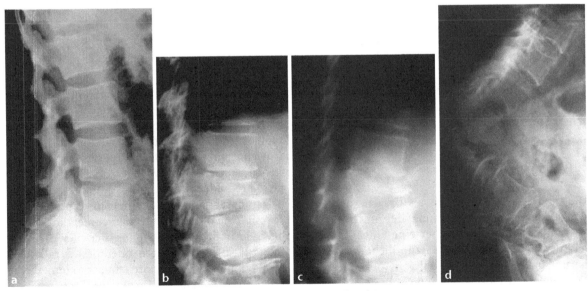

Abb. 4.14. Vier Stadien der Destruktion bei der Spondylodiszitis nach Eysel und Peters.

schen Behandlung muss bei der Abwägung der Operationsindikation mit berücksichtigt werden.

▌ Operationsindikation

Für die Behandlung der Spondylodiszitis stehen operative und konservative Therapieverfahren zur Verfügung. Das Grundprinzip beruht auf einer Ruhigstellung und antibiogrammgerechten antibiotischen Behandlung. Bei der konservativen Therapie besteht neben der bereits erwähnten Schwierigkeit einer Keimasservierung die Problematik einer notwendigen konsequenten mehrmonatigen Immobilisation. Diese muss, zumindest in der akuten Phase, in Form einer strikten Bettruhe mit allen daraus resultierenden Risiken erfolgen. In Abhängigkeit von dem befallenen Wirbelsäulenabschnitt kann bei radiologischen Zeichen einer knöchernen Konsolidation im weiteren Verlauf eine Ruhigstellung durch eine reklinierende Orthese durchgeführt werden. Bei einer bereits eingetretenen kyphotischen Deformation ergibt sich durch die konservative Behandlung keine Möglichkeit, das Wirbelsäulenprofil effektiv zu korrigieren. Die Indikation für eine konservative Therapie besteht somit bei nur gering progredienten entzündlichen Verläufen ohne eine Stabilitätsgefährdung der Wirbelsäule.

Eine eindeutige Operationsindikation ist bei neurologischen Ausfallerscheinungen sowie bei einem intraspinalen Abszess, unabhängig vom Ausmaß der knöchernen Destruktion, gegeben. Darüber hinaus besteht bei bereits eingetretenen segmentalen Fehlstellungen (Stadium III) oder auch bei ausgedehnten ossären Destruktionen (Stadium II) die Indikation für eine operative Herdausräumung und Stabilisierung. Lässt sich MR-tomographisch ein tumoröses Geschehen nicht sicher ausschließen und kann auch durch die CT-gesteuerte Biopsie keine Diagnosesicherung erfolgen, so besteht die Indikation für eine diagnostische Vertebrotomie.

▌ Operative Therapie

Zu Beginn der operativen Behandlung der Spondylodiszitis wurden zunächst verschiedene extrafokale Fusionstechniken zur Defektüberbrückung angewendet. Bereits Ende des 19. Jahrhunderts wurden dann erste Berichte über eine Laminekto-

mie und Herdausräumung bekannt. Durch die von dorsal vorgenommene Sanierung des Entzündungsherds kam es zu teilweise erheblichen neurologischen Komplikationen, sodass seit den 60er Jahren des vergangenen Jahrhunderts die ventrale Herdausräumung und Spanverblockung favorisiert wurde. Die Fusionsrate war gegenüber den dorsalen Verfahren mit über 90% hoch, jedoch war hierfür eine mehrmonatige Immobilisation notwendig. Mit der Etablierung dorsaler Instrumentationstechniken ging man dann dazu über, zusätzlich zur ventralen Herdausräumung und Spanverblockung eine dorsale Spondylodese für eine genügende Stabilisierung durchzuführen. Als nachteilig erwies es sich dabei, dass für eine ausreichende Stabilität, aus biomechanischen Gründen eine längerstreckige dorsale Fusion notwendig ist. Somit müssen auch gesunde Bewegungssegmente in die Fusion mit einbezogen werden. Ein weiterer Nachteil dieses Verfahrens ist in dem zweiten zusätzlichen Eingriff zu sehen.

Aus der Extremitätenchirurgie ist bekannt, dass Fremdkörper im Bereich einer Osteomyelitis infolge der unzureichenden Perfusion der Implantatoberfläche zu einer Chronifizierung der Infektion führen. Es kommt zu einer Keimbesiedlung der Oberflächen, wodurch die Entzündung unterhalten wird. Im Rahmen der transpedikulären Instrumentation bei der Spondylodiszitis, und der damit verbundenen teilweise intraläsionalen Schraubenlage hat man beobachtet, dass der Infekt trotzdem ausheilte. Vermutlich ist dieses Phänomen im Zusammenhang mit der guten Durchblutung des Implantatbetts im spongiösen Wirbelkörper zu erklären. Nachdem primärstabile ventrale Instrumentarien zur Verfügung standen, wurde als Konsequenz aus dieser Beobachtung ein einzeitiges ventrales Vorgehen erprobt. Erste Berichte über die Anwendung dieses Verfahrens bei 36 Patienten aus dem Jahre 1997 (Eysel et al. 1997) beschreiben in allen Fällen eine Ausheilung der Entzündung. Bis heute wurde im Kollektiv von inzwischen 141 Patienten in nur einem Fall eine Chronifizierung der Entzündung beobachtet. Der entscheidende Vorteil der ventralen Infektsanierung und primärstabilen Instrumentation ist in der Möglichkeit einer raschen, orthesenfreien Mobilisation der Patienten zu sehen. Der Repositionsverlust bei der ventralen Herdsanierung und Spanverblockung in Kombination mit einer dorsalen Instrumentation wird mit 2,7°, beim alleinigen ventralen Vorgehen mit 2,9° angegeben (Hopf et al. 1998). Der Blutverlust ist infolge der fehlenden Ablösung der paravertebralen Muskulatur bei ausschließlich ventralem Vorgehen mit durchschnittlich 500 ml gering. Die Stabilisation nahe des knöchernen Defekts im ventralen Abschnitt der Wirbelsäule ermöglicht die kurzstreckige Fusion, sodass im Vergleich zur dorsalen Instrumentation Bewegungssegmente eingespart werden können.

Anatomische Grenzen für die ventrale Instrumentation der Wirbelsäule sind in Höhe des 4. und 5. Lendenwirbelkörpers infolge der topographischen Nähe der Iliakalgefäße zur Seitenwand der Wirbelkörper gegeben. Ein dauerhafter Kontakt des Implantats zu den Gefäßen kann zu einer Arrosion und einem daraus resultierenden unkalkulierbaren Blutungsrisiko führen.

▋ Literatur

Dufek P, Salis-Soglio G, Bozdech Z (1987) Die unspezifische bakterielle Spondylitis – eine Analyse von 32 Fällen. Z Orthop 125:255–261

Eysel P, Peters K (1997) Spondylodiscitis. In: Peters K, Klosterhalfen B: Bakterielle Infektionen der Knochen und Gelenke. Enke, Stuttgart

Eysel P, Hopf C, Vogel J, Rompe JD (1997) Primary stable anterior instrumentation or dorsoventral spondylodesis in spondylodiscitis? Results of a comparative study. Europ Spine J 3:152

Hadjipavlou AG, Mader JT, Necessary JT, Muffoletto AJ (2000) Hematogenous pyogenic spinal infections and their surgical management. Spine 25:1668–1679

Hopf C, Meurer A, Eysel P, Rompe JD (1998) Operative treatment of spondylodiscitis – what is the most effective approach? Neurosurg Rev 21:217–225

Sachverzeichnis

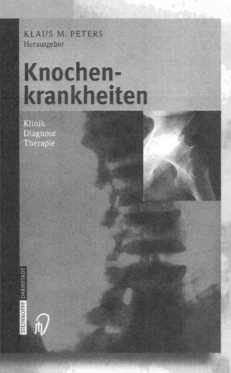

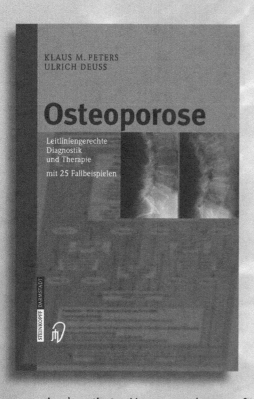

Dr. Becker Klinikgesellschaft

Ganz nah am Menschen

>> Wir arbeiten jeden Tag für und mit Menschen:
Diagnose, Therapie, Heilung, Pflege, Stärkung von Körper und Psyche.
Kompromisse dürfen dabei keine Rolle spielen. Deshalb fokussiert die
Dr. Becker Klinikgesellschaft auf gesicherte
Qualität und die Nähe zum Menschen – jeden Tag. <<

Wir führen Anschlussheilbehandlungen, Frührehabilitation, ambulante Rehabilitation,
Prävention und Heilverfahren durch. Über eine besondere medizinisch-therapeutische
Kompetenz in der Osteologie verfügt die Rhein-Sieg-Klinik.

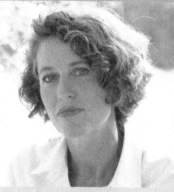
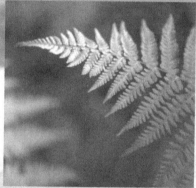
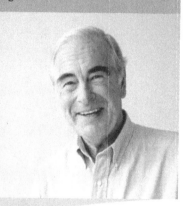

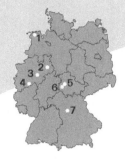

1 Klinik Norddeich
Orthopädie, Pneumologie,
Allergologie, Dermatologie,
Pädiatrie

2 Brunnen-Klinik
Psychotherapie und
Psychosomatik

3 Klinik Möhnesee
Psychosomatik und Kardiologie

4 Rhein-Sieg-Klinik
Neurologie, Orthopädie, Osteologie

5 Heinrich Mann Klinik
Neurologie, Orthopädie, Onkologie

6 Burg-Klinik
Psychotherapie und Psychosomatik

7 Kiliani-Klinik
Neurologie, Orthopädie,
Neuro-Onkologie

Tel. (02 21)93 46 47- 0 · www.dbkg.de

 Dr. Becker – gemeinsam gesund

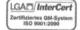

Druck und Bindung: Strauss GmbH, Mörlenbach

Printed in the United States
by Baker & Taylor Publisher Services